KB003308

개인의 기록

박의림

오늘, 첫 번째

나의 일부를 떠나보낸다는 것은 참 웃긴 일이다. 머리 뒤로 떠나보내고 나면 다시 만날 수 없으니 말이다. 그것이 어디로 갔는지도 모르고 또 다른 것을 받아들이며 그렇게 매일 모든 것을 버렸다. 다른 표현을 생각할 필요 없이 버렸다는 표현을 쓰는 것이 맞는 것 같다. 내가 버린 것들이 어느 방향으로 어떻게 흩어졌는지 알아보려는 마음이 전혀 없었기 때문이다.

갑자기 이런 생각을 하는 것도 참 웃긴 일이다. 이제 와서 생각하는 게 무슨 의미가 있다고 눈알을 굴리며 집중하고 있는 건지 모르겠다. 정말 모르겠다. 뭘 알 수 있는 방법도 없다. 그냥 갑자기 알고 싶어졌다.

그냥 갑자기 알고 싶어진 것도 참 웃긴 일이다. 알고 싶어진 이유를 밝혀낼 수는 없지만 대충이라도 가볍고 단순하게 찾아보니 한 가지가 눈앞에 멈춰 섰다. 그것은, 지나간 모든 일에 대한 '기억'이었다.

언젠가부터 그동안 지나간 것들이 잘 떠오르지 않는다. 지나온 길이 어떻게 생겼는지, 걸음의 속도는 어느 정도 였는지, 손에 무엇을 들고 있었는지…. 전혀 기억이 없다. 앞서 말했듯이 내가 버린 것들이 어느 방향으로 어떻게 흩어졌는지 알아보려는 마음이 전혀 없었기 때문에, 그렇게 그것들을 떠나보냈기 때문일까.

이 모든 생각이 반드시 풀어야하는 문제로 연결되어 있는지는 알 수 없다. 만약 연결되어 있더라도 이미 지나간 것들인데 뭘 어쩌겠나. 무엇을 어떻게 하고자 하는 태도보다는 그저 아무 이유 없이 그것들을 들여다보려는 태도를 유지해야지.

이제 내가 해야 할 일은 여러 사람의 냄새가 강렬하게 남아 있는 공간으로 들어가는 것이다. 내가 버린 존재들을 찾아야 하니까.

오늘, 두 번째

버려진 존재를 만날 수 있는 공간.

그곳을 찾기 위한 방법을 생각하다가 문득 떠오른 이가 있다. 그는 나처럼 이야기를 만드는 일을 하며 수많은 공간을 느껴본 사람이다. 그 사람이라면 내가 원하는 것에 대하여 깊은 공감으로 받아줄 것이라는 확신이 들었다.

내가 부탁을 하는 입장이니 글 작업을 할 때 도움이 되는 따뜻한 아메리카노와 묵직한 위스키를 양손에 들고 그의 작업실로 향했다.

"형님!"

"어, 들어와. 잘 왔어."

"바쁘세요?"

"아니, 그냥 쉬고 있었어. 그건 뭐야?"

"커피랑 이거, 술이요."

"아이고…."

"비싼 것도 아닌데요, 뭐."

"커피 한 잔이면 되는데…. 그래, 그럼 술이나 마시면
서 얘기하자."

대화의 시작을 딱딱하고 무거운 이야기로 채우는 것은
반가운 만남에 대한 예의가 아니기에, 일단 혀를 시원하
게 적시고 중심을 뜨겁게 만드는 시간을 갖기로 했다.

시간의 흐름과 술의 힘으로 어느 정도 예열이 되었을
때, 그가 먼저 오늘의 주제로 이야기를 연결하기 시작했
다.

"글은 계속 쓰고 있어?"

"이제 시작하려고요. 쓰고 싶은 게 있긴 한데 어떻게
시작을 해야 할지 모르겠네요."

"필요한 것부터 찾아야지. 음… 연구의 시작을 말하
는 거지?"

"네, 쉽지 않을 것 같아요. 연구를 위한 공간을 찾고
있거든요."

"공간?"

"네, 공간이 필요해요."

"어떤 공간이 필요한데? 글에 담고 싶은 게 뭐야?"

"우리가 매일 버리고 있는 모든 것을 온전히 들여다
보고 그대로 느껴보고 싶어요. 그걸 표현할 거예요.
그런데 그게 나만의 공간에서는 불가능한 일인 것
같아요."

"음… 그래서 새로운 공간이 필요하다는 거구나. 더
구체적으로 말해봐."

"형님도 잘 아시겠지만 우리가 스스로 버린 것은 다
시 찾아내기가 어렵잖아요. 그걸 찾으려면 어떤…
방법과 도구가 필요하겠죠. 수단이요, 수단. 그 수단
에 대해서 가만히 생각을 해보니까 한 가지 답이 나
오더라고요."

"그게 뭔데?"

"누군가의 흔적이요. 누군가의 흔적이 필요해요. 여
러 명이면 더 좋고요. 다른 이들이 버린 것을 온전히
들여다보는 게 중요할 것 같아요. 아니, 중요해요. 온
전히 들여다보고 그대로 느끼다 보면 내가 버린 모

든 것들이 떠오르기 시작하겠죠.”

“그렇게 누군가의 흔적을 찾아서 들여다보는 게 연구
의 시작이라는 거지?”

“네, 맞아요. 그렇게 연구가 시작되면 그와 관련된 상
상과 감정은 자연스럽게 만들어지겠죠.”

“그래, 괜찮은 생각이네. 해볼 만한 일이야. 그럼 이제
내가 그 공간을 찾아주면 되는 거지?”

“네, 형님. 어디 좀 해볼 만한 곳이 있을까요?”

“사람들의 흔적이 남아있는 곳은 많지. 그런데 문제
는, 만족스러운 결과물로 이어질 수 있는 공간을 찾
는 게 중요하니까….”

“음… 급한 일은 아니니까 형님 시간 되실 때 천천히
도와주세요.”

“일단 더 마시자. 마시다 보면 떠오르겠지.”

“네, 고맙습니다.”

오늘, 세 번째

꿈을 꿨다.

따스한 날씨와 고요한 분위기에 이끌려 어느 건물 옥상
으로 올라갔다. 그런데 이상하게도 그곳, 그 옥상에 나의
흔적들이 여기저기 흩어져있었다. 분명 처음 본 공간인데
말이다.

나는 기분 나쁘게 올라오는 불안한 감정을 누르며 차분
하게 그 흔적들을 들여다보기 시작했다. 각각의 형태로
자리 잡고 있는 그것들은 반가운 표정을 지으며 알 수 없
는 말을 내뱉고 있었다. 왠지 나에게 도움이 되는 중요한
의미가 담겼을 것 같아 자세를 낮추고 그것들의 소리에
귀를 기울였다.

그 순간, 나도 모르게 눈물이 흘러내려 두 손으로 얼굴
을 감쌌다.

그렇게 눈물을 닦으며 눈을 떴다.

너무나 생생하고 선명하게 느껴진 그 꿈은, 다른 행동을 할 여유가 없을 만큼 내 마음을 조급하게 만들었다. 내가 해야 할 행동은 '버려진 존재를 만날 수 있는 공간'으로 최대한 빨리 들어가 누군가의 흔적을 찾는 것뿐이었다.

정신을 차리기 위해 몸을 깨끗이 씻고 곧바로 작업을 위해 필요한 물건을 챙겼다. 노트와 펜은 물론이고 혹시 모르니 간단한 청소 도구도 가방에 넣었다. 그리고 가장 중요한 것, 어제 형님과의 술자리에서 얻은 '그 공간'의 주소.

위스키가 얼마 남지 않아 술자리가 끝나가던 그때,

갑자기 뭔가 떠오른 듯 그가 자리에서 일어나더니 노트북을 켜고 어딘가 깊숙이 저장되어 있는 파일을 열었다. 잠시 파일의 내용을 확인하던 그는 고개를 끄덕이며 망설임 없이 인쇄 버튼을 눌렀다.

우리는 그곳에 관한 구체적인 정보를 나누지는 않았다. 그는 그 공간에 대한 믿음이 있고, 나는 그에 대한 믿음이 있기 때문이었다.

마음속으로 그에게 감사의 인사를 전하며,

귀하고 귀한 공간으로 향했다.

지금 내가 펜을 들고 있는 이곳,
'버려진 존재를 만날 수 있는 공간'을 소개하겠다.

이곳은 낮은 담장 안쪽으로 앞마당과 뒷마당이 있는 아늑한 집이다. 두꺼운 나무로 만들어져 열고 닫는 맛이 있는 현관의 문을 통과하면 아담한 거실이 보인다. 거실 한가운데에는 원형 테이블과 의자가 조용히 멈춰 있고 그 오른쪽엔 작은 방, 왼쪽엔 화장실이 있다. 그리고 테이블 뒤로 보이는 허름한 미닫이문을 열면 부엌이 있는데 그곳엔 뒷마당으로 통하는 작은 문, 그러니까 이 집의 후문이 있다. 후문을 지나 앞마당으로 돌아오면 지금 내가 앉아있는 커다란 평상이 보인다.

아! 가장 중요한 것.

이 공간 곳곳에는 누군가의 흔적이 많이 남아있다.

짧은 글로 기록되어 있는 그 흔적들은, 각각의 필체로 여러 사연과 감정을 품고 있는 것으로 보아 한 명이 아닌 여러 명의 삶 속에서 만들어진 것이 분명하다.

그들의 흔적은 이제 곧 나의 삶으로 되살아날 것이다.

모두 내 것으로 만들어야지.

이곳을 내어 주신 주인께 감사의 인사를 전한다.
형님의 말에 따르면 이 공간의 주인은 아무런 대가도 바라지 않고 누구든지 이곳에 머물며 뭔가를 얻어갈 수 있도록 항상 문을 열어두고 있다고 한다.
언젠가 그를 만나게 될 것이라고 굳게 믿는다. 그날이 오면 이곳에서 얻은 것들을 함께 나눠야지.

오늘의 기록은 여기서 마치고, 다시 오늘이 오면 본격적으로 시작하겠다.

오늘, 네 번째

무럭무럭 자라거라.
너를 돌보는 일이 곧 나를 돌보는 일이다.
생명의 시작과 끝은 그 누구도 알 수 없으니
함께 공기를 나누는 것은 매우 귀중하다.
귀중한 모든 것을 깊이 느끼며 우리의 끝을 아름답게 만들자.

누군가의 흔적 / 앞마당 / 화단 벽돌

일을 마치고 집으로 돌아오다가 꽃집에 들러 화단에 옮겨 심을 수 있는 꽃 한 다발과 꽃을 기를 때 필요한 좋은 흙을 샀다.

꽃집 주인이 꽃의 이름과 의미를 친절하게 설명해 주었지만 기억나지 않는다. 사실은, 듣고 싶지 않았다. 앞으로 함께 귀중한 것을 나누며 살다 보면 꽃이 스스로 참된 '진

짜 이름'을 드러낼 테니까.

화단에 자리 잡은 꽃의 모습은 내 마음속에 평안함을 안겨 주었다. 이 평안함이 사라지지 않게 잘 유지하는 방법을 찾아야 한다. 시들지 않게 하려는 단순한 의미의 방법이 아니라 귀중한 모든 것을 함께 느낄 수 있는 방법을 찾는 것이 중요하다.

귀중한 모든 것을 나누는 것, 깊이 느끼는 것은 매우 어렵다.

누군가의 온기를 온전히 받고 나의 온기를 누군가에게 보내는 것과 같이, 시간과 공간을 뛰어넘는 소통이 이루어져야 하기 때문이다. 쉽지 않은 일이다.

나는 오래전에 그 어려운 일을 해낸 적이 있다.

그때도 내 공간에는 꽃이 있었는데 지금과 다른 점은 화단이 아니라 화분에 있었다는 것이다. 중요한 부분은 아니지만 혹시 모르니….

아무튼, 그 꽃은 내 삶 속에 깊이 들어와 있었다. 그 존재만으로 나의 공간을 가득 채웠고, 나의 공간이 아닌 다른 곳에서도 그 존재의 온기를 느낄 수 있었다.

그 존재를 깊이 느낄 수 있었던 건, 그때의 나는 꽃의 언

14

어를 잘 알고 있었기 때문이다. 그 언어를 어떻게 알게 되었는지는 모르겠다. 그냥 아주 자연스럽게 입이 열렸던 기억이 있다. 지금은 언어는커녕 꽃의 작은 소리도 알아듣지 못해 그저 답답할 뿐이지만, 다행인 것은 그때 그 꽃과 나눴던 대화의 내용을 기억하고 있다는 것이다.

지금부터, 그때의 대화 내용을 음미하는 시간을 가져볼까 한다. 천천히 음미하다 보면 꽃의 언어를 되찾게 될 수도 있으니까. 그렇게만 된다면 이번에도 나는 이 어려운 일을 해내는 것이고, 화단에 자리 잡은 저 꽃과 함께 귀중한 모든 것을 깊이 느끼며 살아갈 수 있겠지.

"표정이 좋지 않네요. 마음의 표정도 그러한가요?"

"그래요, 맞아요. 모든 것이 좋지 않네요."

"무슨 일이… 어떤 일이 있었나요? 심각한 일인가요?"

"나도 잘 모르겠어요. 어떻게 표현하는 게 진실과 가까워지는 것인지 모르겠네요. 심각한 일이라고 말할 수도 있고, 그리 깊지 않은 보통의 일이라고 말할 수도 있어요."

"반드시 해결해야 하는 일인가요?"

"반드시 해결해야, 해결돼야 하는 일이지만 내 능력 밖의 일이에요. 내가 할 수 있는 것은 그저 차분한 마음을 유지하는 것뿐이죠."

"그럼 나는 어떻게 할까요? 당신에게 도움을 주고 싶어요."

"당신은 지금도 나에게 도움을 주고 있어요. 당신이 갖고 있는 평안함으로 나를 지켜주고 있잖아요. 그것으로 충분해요."

"다행이네요. 혹시 모든 일이 해결되면 이곳을 떠날 건가요?"

"네, 떠날 거예요. 떠나야만 해요."

"그렇군요."

"당신과 함께 갈 거니까 걱정 말아요. 난 당신을 버리지 않아요."

"정말인가요?"

"네, 걱정 말아요."

오늘, 다섯 번째

누가 만들었을까.
무엇을 담으려고 만들었을까.
담을 것은 많은데 함부로 담을 수가 없다.
귀한 것을 들여보내면 귀한 것이 된다는 말이 있다.
믿어보자.

누군가의 흔적 / 앞마당 / 나무 상자

아침 공기를 마시려고 앞마당으로 나가 평상에 누우려다가 뭔가 이상한 느낌을 받았다. 불안한 마음에 정신을 차리고 마당을 살펴보는데 한구석에 처음 보는 물건이 놓여 있었다.

작은 나무 상자였다. 겉모습을 보니 공장에서 만들어진 것이 아니라 누군가의 투박한 솜씨로 만들어진 것을 알 수 있었다.

누가 놓고 갔는지, 왜 남의 집 마당에 놓고 갔는지는 알수 없지만 왠지 중요한 의미가 담겨있을 것 같아 조심스럽게 상자를 열어보았다. 의미 있는 선물이 들어앉아 있길 바랐던 건 바보 같은 기대였다. 아무 것도 없었다. 지금 다시 확인해 볼 필요도 없다. 아무 것도 없다.

잠깐, 가만히 생각을 좀 해보자….

가만히 생각을 하다 보니 얼마 전에 동네 시장에서 광주리를 팔고 계시던 어르신의 모습이 떠올랐다. 어르신은 여러 크기의 광주리를 정연하게 늘어놓고 아무 말씀 없이 담배만 태우고 계셨다. 나는 오랜만에 보게 된 광주리들을 구경하려고 발길을 멈췄는데 거기서 아주 중요한 글을 읽게 되었다.

'당신은 보배로운 사람입니다. 소중한 삶을 담으세요.'

그렇다. 광주리에 담겨지는 모든 것은 우리의 삶이라고 할 수 있다. 그러니 나무 상자 속에 아무 것도 없다고 실망할 필요가 없다. 광주리와 같은 나무 상자를 거저 받았으니 어떤 삶을 담을지 생각해 보자.

가장 먼저 떠오르는 것은 '옷'이다.

내 옷장에는 겉옷부터 속옷까지 지금은 입지 않는, 입을 수 없는 옷이 꽤 많이 쌓여 있다. 모두 모아서 버릴 것은 버리고 쓸 만한 것은 어디로 보내야겠다는 생각을 한 적도 있지만, 각각의 추억과 의미까지 잃게 될까 두려워 그렇게 할 수가 없었다.

그 다음은 '수첩'이다.

나는 생각나는 일을 늘 수첩에 적어두는 버릇이 있다. 글을 쓸 때 도움이 될 만한 단어나 문장을 적어두기도 하고, 여러 일과 관련하여 누군가에게 중요한 말을 하기에 앞서 간략히 글로 정리해보는 버릇이다. 수첩 속 대부분의 내용이 구체적이지 않아 다시 펼쳐볼 일은 없을듯하나 책상 서랍과 책꽂이에 어지럽게 방치되어 있기 때문에 정리가 필요하다.

한 가지 더 생각나는 것은 '레몬'이다.

레몬의 맛과 향을 좋아하는 나는 매일 아침 물병에 레몬을 썰어 넣어 물을 마실 때마다 그 상큼함을 즐긴다.

레몬을 나무 상자에 보관해도 될지는 모르겠다. 냉장고에 보관해야 한다는 말을 듣긴 했지만 나의 삶을 느끼는 게 더 중요하기에 굳이 문제 삼고 싶지 않다. 나무 상자에

서 레몬을 꺼내는 일로 하루를 시작하고, 새로운 레몬을
기다리는 일로 하루를 마무리하는 것도 괜찮겠다.

　세 가지 모두 나의 소중한 삶이다. 어느 것을 선택하든,
귀한 것을 들여보내니 귀한 것이 되겠지.

오늘, 여섯 번째

> 억울함을 그대로 내버려 두지 마.
> 소리의 울림을 잊지 마.
> 움직임을 멈추지 말고 고개를 똑바로 들어.
> 항상 눈알을 굴려야 돼.
>
> 누군가의 흔적 / 앞마당 / 목발

길을 건너기 위해 횡단보도 앞에 멈춰 섰다. 갑자기 주위가 썰렁해지더니 소름이 돋아서 팔다리를 움직이며 몸을 풀었다.

잠시 뒤 횡단보도 신호가 녹색으로 바뀌어 천천히 횡단을 시작했다. 반쯤 건너갔을 때, 귀가 찢어질 듯한 경적 소리가 들렸다. 신호가 바뀌었는데도 무리하게 통과하려던 반대편 차선 차량이 내가 있던 쪽에서 좌회전 신호를 받고 출발한 차량과 세게 부딪혔고, 경적 소리는 곧 큰 충돌음으로 이어졌다.

두려움이 몰려오며 몸이 굳어졌다. 순간적으로 숨이 막혀 어떤 움직임도, 생각도 없이 고개를 돌려 옆을 보니 좌회전을 하던 차량이 전복되어 바닥을 구르며 나에게 다가오고 있었다. 나의 몸이 재빨리 방향을 선택해 움직여야 한다는 신호를 보냈지만, 너무나도 빠른 속도로 바닥을 구르고 튀어 오르며 다가오는 차량을 보니 나도 모르게 정신을 놓게 되어 몸의 신호를 무시해 버렸다. 결국 스스로 한쪽 방향을 선택한 나의 몸이 무릎을 굽혔다 펴며 바닥에서 발을 떼었고, 필사적으로 날아올랐다.

그때 정신을 똑바로 차리고 몸의 신호를 받아 침착하게 움직였더라면, 그랬더라면 이렇게 몽롱한 고통을 만나지 않았을 텐데…. 지금 이 순간에도 나는 몽롱한 고통 속에서 살고 있다.

머릿속에서 만들어지는 소리인지, 현실 속 소리인지 알 수 없지만 분명히 들린다. 마치 따뜻한 이불 속에 있는 듯

편안한 느낌 가운데 뭔가 울림이 있고 또렷하지 않은 소리인데 시간이 지날수록 점점 선명해지면서 어떤 이들의 목소리로 이어진다. 불길하고 불안한 예감에 사로잡혀 눈물을 흘리고 있는 사람들의 이야기와 그들을 사랑하는 사람들의 애절한 울음소리.

그 소리가 끝나면 곧바로 여러 장면이 눈앞에 펼쳐진다. 사연을 알 수 없는 희미한 누군가의 발걸음이 담겨 있다.

그는 누군가에게 쫓기며 계속 어디론가 급히 달리다가 어느 정도 멀어지면 속도를 줄이고 많은 사람들이 모여 있는 버스 정류장에서 숨과 마음을 가다듬는다. 그렇게 잠시 휴식을 취하다가 누군가의 냄새가 느껴지면 다시 뛰기 시작한다. 감정을 알 수 없는 그의 눈동자 속에 목적지가 보인다. 고풍스러운 기차역이 보인다. 점점 선명해진다.

여러 소리와 장면이 끝나면, 머리가 지끈거리고 팔다리가 뻐근하다. 불길하고 불안한 예감에 사로잡혀 눈물을 흘리고 있는 사람들의 이야기와 그들을 사랑하는 사람들의 애절한 울음소리, 고풍스러운 기차역으로 향하고 있는 사람의 발걸음이 나의 몸속에서 나를 기다린다.

그렇다. 그때 정신을 똑바로 차리고 몸의 신호를 받아 침착하게 움직였더라면, 그랬더라면….

오늘, 일곱 번째

잘 찾아올 수 있겠지?
빛이 있으니 괜찮겠지.
집중하는 방법을 잘 알고 있으니 괜찮겠지.
흔들리면 안 돼.

누군가의 흔적 / 앞마당 / 담장과 대문

숲이라고 말하기엔 조금 부족한 느낌이었다.

나무들이 아주 많았고 그만큼 잎과 흙의 냄새도 충분했
지만 그것들이 무서울 정도로 꽉 들어차 있지는 않았기
때문에 숲이라기보다는 정원이랄까…. 아무튼 그 둘의 중
간쯤 되는 곳이었다.

나는 꽤 안정적이고 빠른 걸음으로 그곳을 지나고 있었

고 어디론가 완전히 가는 것이 아니라 다시 돌아올 생각을 가지고 있었던 것이 확실하게 기억난다. 그것 말고도 기억나는 것은 많다. 시간대는 늦은 밤, 따듯한 바람이 불었고 정체를 알 수 없지만 밝은 빛을 뿜어내는 기둥이 보였다. 나는 그 빛을 따라서 걷고 있었는데, 내리막길을 만나자마자 이상한 사람들이 등장하기 시작했다. 어떤 이들은 나에게 뭔가 말을 하려는 듯했고 다른 이들은 내 몸을 만지려 했고 또 다른 이들은 표정 없는 얼굴로 나를 쫓아오고 있었다. 나는 그들에게서 멀리 떨어지고 싶었지만 몸이 뜻대로 움직이지 않아서 걸음의 속도를 제어할 수가 없었는데, 다행인 것은 그들이 나를 해치거나 따라잡지는 못하고 있었다는 것이다. 또 한 가지 다행인 것은 밝은 빛을 뿜어내는 기둥과 점점 가까워질수록 그 이상한 사람들이 하나둘씩 사라졌다. 어느 지점부터 내리막길의 경사가 점점 심해졌고 나의 걸음도 빨라지자 이상한 사람들은 더 이상 보이지 않았다.

그 이후로 내리막길의 경사는 더욱 심해졌고 나의 다리는 굉장히 빠르게 움직이고 있었다. 보이지 않을 정도였다. 기둥의 형체가 뚜렷하게 보이기 시작하자 두려움이 밀려와 숨이 막혔다. 멈추고 싶었다. 그대로 끝까지 간다면 다시 돌아올 수 없을 것 같았다. 누군가에게 도움을 청하고 싶었지만 주위에는 아무도 없었다. 그 이상한 사람들이라도 다시 나타나면 좋겠다는 생각이 들었다.

끝이 보이는 듯했다. 기둥과 아주 가까워져 그곳에서 뿜어져 나오는 빛으로 인해 눈을 뜰 수 없게 되자, 내가 할 수 있는 일은 한 가지밖에 없었다. 정신을 집중하고, 온 힘을 다해 고개를 돌려 뒤를 보는 것이었다. 그냥 그렇게 뒤를 돌아보면 두려움이 덜할 것 같았다.

손끝과 발끝에서부터 힘을 모아 고개를 돌리는 움직임에 집중했다. 온몸의 기운이 빠르게 빠져나가는 느낌이 들었다. 기운이 모두 빠져나가기 전에 고개를 돌리는 일을 성공해야만 했다. 고개가 점점 돌아갈수록 메스꺼운 느낌이 슬슬 올라왔다. 마지막으로 남은 힘을 한꺼번에 쏟아내야겠다는 생각을 했다.

그대로 눈을 감은 상태로 고르지 않은 숨을 천천히 내쉰 뒤, 다시 숨을 크게 들이마시고 고개를 돌리는 일에 모든 숨과 힘을 쏟아냈다. 고개가 성공적으로 돌아간 느낌이 들었다.

곧바로 눈을 뜨고 정신을 차려보니 그 숲이 아닌 다른 공간에 가만히 멈춰 서있었다. 그곳은 아주 어두웠다. 밝은 빛을 뿜어내는 기둥도, 이상한 사람들도 없었다.

그런데 갑자기 그 숲에서 느꼈던 두려움과는 다른 느낌의 두려움이 무섭게 밀려오기 시작했다. 다시 고개를 돌려봤지만 아무런 일도 일어나지 않았다. 어두움과 두려움뿐이었다.

오늘, 여덟 번째

> '두곤 민박'을 잊지 않겠습니다.
> 이 자리에 묻힌 두곤 민박의 추억을 버리지 않겠습니다.
>
> 누군가의 흔적 / 앞마당 / 담장 아래쪽

지난여름에 글 작업을 위해 갔던 현장에 그것을 두고 온 게 분명했다. 내가 아끼는 책이다. 다시 새 책을 구할 수도 있지만, 그것으로 될 일이 아니다. 나의 생각을 얹고 덮기도 하며 나의 것으로 만들어두었기 때문이다.

책을 정확히 어디에 두었는지는 기억이 나지 않지만 그 민박집에 있을 확률이 가장 높다는 생각이 들었다. 일단 춘천역으로 이동해 역 앞에서 대기 중인 택시를 탔다.

"어서 오세요."

"그… 소양강 근처에 두곤민박이라고 혹시 아시나
요?"

"거기 민박집 많은데… 민박집 이름이 뭐라고요?"

"두곤민박이요."

"두곤민박이면… 아… 일단 가봅시다."

어느 정도의 시간이 지나고, 목적지와 가까워질수록 불
안감이 생기기 시작했다.

"어허… 맞네. 혹시나 했는데….

기사님의 눈길이 가리킨 곳엔 아무것도 없었다. 그가 이
어서 그 이유를 설명했다.

"여기 작년에 산사태 때문에 다 묻히고 무너져서 난
리 났었잖아요."

"네? 아… 그렇군요."

"어쩌죠? 다른 민박집을 찾아야 하는 거 아닌가?"

"잠시 생각을 좀 해봐야겠어요. 어떻게 해야 할지….”

"무슨 일 때문에 오셨는데? 일 보시는 곳이 이 근처?”

"아… 일이라기보다는 뭘 좀 찾으러 왔거든요.”

"뭘?”

"작년에 여기 민박집에 왔었는데 그때 책을 두고 나온 것 같아서요.”

"책? 여기에? 아이고, 어쩌나 민박집이 없어져서…. 근데 중요한 책인가 봐요? 그냥 새로 사면 안 되나?”

"아, 그게… 제가 나름대로 기록을 해둔 부분도 많아서요. 이곳저곳 고쳐보기도 하고….”

"그래요? 책을 그렇게 읽는 사람도 있구만. 제목은 뭔데요?”

"제목은 없었어요.”

"제목이 없어요? 음… 아니, 그런데 읽다보니까 내용이 마음에 안 들었나? 왜 내용을 고치면서 읽었어요? 고쳤다는 건 기존 내용을 펜으로 그어버리고 새로 썼다는 거 아닌가?”

"네, 그어버렸죠. 그런데 마음에 들지 않았다기보다는… 작가의 의도는 언제든지 다시 느끼면 되지만 저의 생각은 매번 달라지니까….”

“그럼 펜으로 그어버려서 지워진 내용을 다시 보려면, 다시 보고 싶어지면 어떡하죠?”

“그래도 희미하게 남아있긴 하니까 괜찮을 거예요. 그리고 제가 고쳐 쓴 내용이 더 중요하다고 느껴지기도 하고요.”

“그렇구만. 그런데 작가 입장에서는 좀 서운하겠다.”

“그런가요? 뭐… 그럴 수도 있겠네요.”

“유명한 작가가 쓴 책인가요?”

“모르겠어요. 작가 이름도 없었거든요.”

“어허, 그것 참 웃기네. 내용 말고는 아무것도 없구만. 그런데 오늘 안에 못 찾으면 어쩌시게?”

“며칠 더 찾아보고 가야죠.”

“정말 중요한 내용을 많이 써놓으셨나 봐요. 하루도 아니고 며칠을 투자할 만큼.”

“중요하기도 하고 아깝다는 생각이 들어서요.”

“그래도 너무 오래 힘 빼지 마시고, 찾기 어려울 것 같으면 그냥 다시 새 책을 구해보세요. 작가가 써놓은 본래의 것이 더 중요할 수도 있으니까.”

"네. 그럴 수도 있겠죠."

"나는 택시운전하면서 손님들하고 대화를 많이 나누
는 편인데, 일 마치고 몇 번씩 곱씹어 보거든요. 의미
있는 말들이 꽤 있으니까…. 그런데 웃기는 게 있어.
생각해보면 둘로 나뉘더라고. 손님과 내가 한 말이
모두 제대로 남아있는 경우, 그리고 손님이 한 말보
다 내가 한 말이 더 많이 남아있는 경우. 이렇게 머리
에 남아있는 게 다르더라고요. 어떻게 생각해요?"

몇 초간 정적이 흐르고, 그가 다시 말을 이었다.

"책을 찾으러 온 게 아니라 본인의 생각을 찾으러 온
것 같은데? … 내 말이 맞죠?"

갑자기 명치끝부터 머리끝까지 거북한 불안감이 느껴지
기 시작했지만 침착하게 대답했다.

"아니요. 책을 찾습니다."

오늘, 아홉 번째

너무 지나치지 않게 적당히 하자.
멀미가 심해지면 앞을 제대로 볼 수 없다.
남김없이 지우는 것은 어리석은 짓이다.
그저 그림 그리듯 움직이면 된다.

누군가의 흔적 / 앞마당 / 빗자루

빗자루로 마당을 싹 쓸고 나서 손을 씻을 때마다 항상 멀미가 난다. 빗자루를 들고 마당을 이리저리 돌아다니며 고개를 가만히 두지를 않았으니 멀미가 나는 게 당연하다고 생각할 수도 있지만, 그런 식으로 가볍게 넘길 일이 아닌 것 같다.

쓸어야 할 것을 제대로 쓸어 내지 않아서 그 찝찝함이 멀미로 이어지는 것이라고 생각해 보자. 그렇다면 남아 있는 것이 눈에 보여야 하는데 마당 구석구석을 다시 들여다보아도 보이는 것이 없다. 눈으로만 확인할 수는 없으니 손으로 만지고 발로 긁으며 더 깊은 구석까지 들여다보았지만 뭔가 걸리는 것도 없다. 쉽게 보이는 것이 아니라 아주 작고 가벼운 먼지를 찾아내 쓸어 버려야 해결이 되는 거라면, 그건 너무 힘들고 어려운 일이니 그냥 포기해야지.

마당을 너무 자주 쓸어 내서 멀미가 나는 것이라고 생각해 보자. 하루쯤 쉬어 가며 그대로 가만히 흘려보내는 여유가 있었다면 어땠을까. 마당을 바라보거나 빗자루를 만지지 말고 아무 생각 없이 다른 곳으로 떠나는 용기가 있었다면 어땠을까. 지금부터라도 그런 여유와 용기를 찾으면 문제가 해결될까. 그건 아마도… 힘들 것이다. 불가능한 일이다. 어쩌다 몇 번 여러 이유 때문에 마당을 쓸지 않고 넘어갔던 적이 있는데, 그럴 때마다 속이 답답하고 퍽퍽한 느낌이 들어서 다른 일을 제대로 할 수가 없었다. 마당을 쓸지 않고 넘어가는 것은, 마당을 무시하는 것과 같다.

마당을 쓸어 내는 방법이 옳지 않아서 멀미가 나는 것이라고 생각해 보자. 빗자루를 움직이는 방법이 정해져 있다면 그 방법을 찾아야 할 텐데 어디서 어떻게 찾아야 하나. 누구에게 어떻게 물어봐야 하나. 함부로 말을 꺼냈다가는 미친놈 취급을 받을 테니, 나 혼자 조용히 차분하게 그 방법을 찾는 게 좋겠다.

나는 항상 무엇이든 쓸어야 할 것이 보이면 남김없이 쓸어 내려고 노력했다. 그게 빗자루를 움직이는 이유라고 생각했고 당연한 일이라고 생각했는데 이제는 생각을 바꿔서 새롭게 움직여봐야지.

남길 것을 미리 결정해두고 그것을 살짝 피하면서 움직이는 방법은 어떨까. 음… 남김없이 쓸어 내는 것보다 신경 쓸 일이 더 늘어나는 꼴이니 도리어 멀미가 심해지겠구나.

그렇다면, 마음을 편하게 먹고 가볍게 움직이는 방법은 어떨까. 남길 것을 미리 결정하지도 말고, 남김없이 쓸어 내려는 생각도 내려놓는 것이다. 그저 그림 그리듯 움직이면 자연스럽게 남을 것은 남고 사라질 것은 사라지지 않을까.

남을 것은 남고, 사라질 것은 사라져라.
멀미가 심해지면 앞을 제대로 볼 수 없다.

오늘, 열 번째

마음대로 하세요.
불편하게 하지 않을게요.
모르는 척 조용히 있을게요.
갈 수 있는 곳이 많지 않으니 이곳을 기억해 두세요.
쉴 수 있는 곳이 많지 않으니 이곳을 기억해 두세요.

누군가의 흔적 / 앞마당 / 나무 의자

그 사람은 분명 나를 보고 있었다. 다른 이들은 나를 보
는 것 같다가도 스쳐 지나가거나 섞이어 서서 각자 할 일
들을 하는데, 그 사람은 불안한 눈빛으로 나의 표정과 움
직임을 관찰하고 있었다. 나도 처음 겪는 일이라 당황했
지만 그 사람이 더 놀랐을 테니 미안한 마음을 보내며 자
리를 옮겼다.

나는 잠시 강원도에 다녀오기로 마음을 먹고 머릿속으로 적당한 이동 속도를 설정했다. 이제는 속도를 빠르게 설정하지 않아도 눈을 한 번 감았다가 뜨면 목적지가 보이기 때문에 굳이 힘을 낭비할 필요가 없다.

평소에는 특별한 이유 없이 조용한 분위기를 즐기기 위해 강원도를 찾지만 이번엔 조금 다른 느낌으로 몸을 움직이게 되었다. 그 사람을 다시 마주치지 않기 위함이었다. 왠지 다시 마주칠 것 같은 느낌이 아주 강하게 들었기 때문에 멀리 떨어지고 싶었다. 그에게 불안감을 주고 싶지 않으니….

해안을 따라 걷다가 잠시 멈추고 싶어서 백사장에 누웠다. 얼마 전까지만 해도 직접적으로 느껴지는 것이 없었는데 스스로 집중하는 법을 터득한 후로는 꽤 미세한 부분까지 느껴진다. 백사장이 뿜어내는 평안함은 이루 말할 수 없이 좋지만 그 아래 깊은 곳의 알 수 없는 물질들까지 느껴지니 마음을 놓고 쉴 수가 없었다.

편히 쉴 수 있는 곳을 찾기 위해 다시 머릿속으로 적당한 이동 속도를 설정하여 어느 조용한 마을에 들어갔다. 비교적 깨끗하게 정돈된 작은 집을 찾으면 슬며시 자리를 잡고 편히 쉴 생각이었다. 마을의 깊은 곳까지 들어가 보니 낮은 담장 안쪽으로 앞마당과 뒷마당이 있는 집이 보였다. 앞마당에 있는 작은 화단과 커다란 평상이 아주 마음에 들었다. 슬며시 앞마당으로 들어가 편히 앉을 자리를 찾고 있는데… 그런데… 그 순간, 누가 현관문을 열고 마당으로 나왔다.

그 사람이었다. 불안한 눈빛으로 나를 보고 있던 그 사람.

그 사람은 틀림없이 확실하게 나를 보고 있었다. 다른 곳이 아니라 분명 나의 표정과 움직임을 보고 있었다. 나는 몸을 어느 쪽으로 어떻게 움직여야 할지 몰라 가만히 있었는데, 그는 차분한 표정을 짓고 있다가 곧 나에게 평안한 미소를 보냈다. 그러고는 다시 집으로 들어가더니 묵직한 나무 의자를 들고 나와서 내 앞에 살짝 내려놓았다.

그 사람은 평상에 앉아 책을 읽기 시작했고,

나는 나무 의자에 앉아 그를 바라보았다.

오늘, 열한 번째

1962년 6월 12일 기록

신 윤 호

누군가의 흔적을 잊지 않겠습니다.

누군가의 흔적 / 앞마당 / 빈 화분

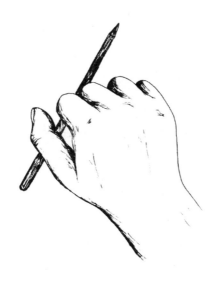

오늘, 열두 번째

잘못을 인정하는 것이 모든 것의 시작이다.
인정하는 것은 용서를 구하는 것이고,
용서를 받게 되면 모든 것의 끝을 볼 수 있다.

누군가의 흔적 / 앞마당 / 종이 포대

"오랜만이네요."

"네, 그래요."

"당신의 이야기들은 모두 잘 있나요?"

"버려야 할 것들은 버렸어요. 중심을 잡는데 방해가
되는 것들은 다 버렸죠. 그것들을 다시 끌고 들어오
지 말아요."

"내가 끌고 들어오는 게 아니라, 내가 바로 그 이야기

라고요. 당신도 태어나고 싶어서 태어나지는 않았겠
죠? 나도 그래요. 그냥 존재하니까 존재하고 있는 거
예요. 이렇게 당신과 함께 사는 거죠."

"내가 알아서 판단할 테니 그냥 조용히 있어줘요. 아
주 가끔 이 공간에 잠시 머무는 건 허락할게요."

"그건 불가능해요."

"왜요?"

"당신은 아직도 그 이야기들을 마음에 품고 있으니까
요. 말로는 버렸다고 하지만 아직도 품고 있죠? 다
알아요."

"그건 당신이 해결할 수 있는 문제가 아니에요. 중심
을 잘 잡고 스스로 판단할 거예요."

"중심을 믿어요?"

"당연하죠. 제발 참견하지 마세요. 당신이 자꾸 그럴
수록 내 인생이 망가져요."

"중심을 잘 잡을 수 있다고 믿고 싶은 거죠? 맞죠?"

"믿고 싶은 게 아니라, 확실하게 믿어요. 스스로 중심
만 잘 잡으면 방해되는 모든 것을 잊고 문제가 해결
될 것이라고 믿어요."

"진심인가요?"

"네."

"그럼 지금 여기서 왜 이러고 있는 거죠? 내가 당신을 찾아오게 만들었잖아요. 아직도 흔들리고 있는 거죠?"

"아니에요. 나의 순간적인 방심을 틈타 당신이 들어온 거죠."

"속으로는 불안감이 남아 있는 거 알아요."

"불안감이요?"

"솔직하게 말해 봐요. 아무런 문제가 없다면 당신과 내가 이렇게 대화를 나눌 필요가 없는 거잖아요."

"또 시작이군요. 당신은 항상 이런 식으로 나를 괴롭혀왔어요. 이제 당신에게 속지 않아요."

"불안감이 지금도 남아 있는 것 같아서 하는 말이에요. 여러 잘못으로 인해 생긴 불안감이 조금이라도 남아 있을 수 있잖아요."

"잘못이 있다면 잘못을 인정하고 마음을 다잡으면 돼요. 그것으로 충분하죠. 불안감에서 비롯된 여러 가지 생각들은 모두 잊기 위해 노력했어요."

"잊기 위해 노력하고 있는 건 알겠어요. 그런데 잊는
것이 가능할지는 모르겠네요."

"잘못을 인정하는 것이 모든 것의 시작이에요. 인정
하는 것은 용서를 구하는 것이고, 용서를 받게 되면
모든 것의 끝을 볼 수 있죠. 그 끝엔 불안감이나 여러
가지 생각들이 존재하지 않아요."

오늘, 열세 번째

심장이 빠르게 뛰기 시작한다.
힘을 모을 때가 된 것 같다.
걷는 연습이 필요하다.
눈알을 쉬지 않고 돌려 보자.

누군가의 흔적 / 앞마당 / 빨래 건조대

또 시작이다.

뻐근함이 느껴지는 것을 보니 다시 눈을 뜨고 힘을 모을 때가 된 것 같다. 눈을 뜨는 것부터가 힘든 일이다. 이게 뭐라고 이렇게 힘이 들고 어려운 것인가…. 그래도 앞에 있는 뭔가를 볼 수 있는 '눈'은 아직 멀쩡하다는 것이 정말 다행이다.

가장자리부터 한가운데까지 거뭇거뭇한 곰팡이가 핀 천장이 보이면 마음이 놓이고 편안해진다. 그 밑으로는 불투명 유리가 깨져 반쯤 걸쳐 있는 화장실 문짝, 그 옆에는 이 더러운 집에서 빠져나갈 수 있는 현관문이 보인다.

자, 이번엔 두 팔에 힘을 주어야 한다. 깔아 놓은 의미가 없다고 느껴질 만큼 납작하게 숨이 죽은 이불을 짚고 상체를 일으켜 세운다. 뻐근하다는 표현으로는 턱없이 부족한 이 통증의 정도를 뭐라고 제대로 표현해 볼 수 있을까.

숨을 길게 들이마시고, 짜증을 섞어 내버린다. 동시에 지긋지긋하고 멍청한 오른쪽 무릎을 몸통 쪽으로 굽혀 본다. 도대체 이 안에서 무슨 일이 벌어지고 있는 걸까. 무릎을 정확히 두 동강 내고 단면을 살펴본 뒤, 더러운 것을 도려내 버리면 속이 시원하겠다. 그게 낫지 않을까. 매일 똑같은 상상으로 시간을 보내며 지난밤 동안 잊고 있던 통증을 다시금 몸에 익힌다.

병원에 가 봤자 수술이 필요하다는 말을 들을 게 뻔하기 때문에 그냥 이대로 살기로 했다. 이대로 살아가기 위해서는 걷는 연습을 해야 한다. 절뚝거리며 거리를 거닐다가 바쁜 일이 있는 다른 이들에게 피해를 주는 일은 없어야 하니까. 인터넷 중고 물품 사이트에서 구입한 목발을 챙겨서 집 밖으로 나가 본다.

숙면의 여운이 남아 있는 지금 이 순간, 아직 씻지 않아 찝찝하고 텁텁하지만 왠지 편안함이 느껴진다. 바깥 공기를 마시며 눈알을 쉬지 않고 열심히 돌려 본다. 좁은 골목이 양옆으로 펼쳐져 있고 정면으로는 꽤 넓은 골목이 길게 뻗어 있다. 어떻게 이렇게 조용하고 한가로운 곳에 자리를 잡게 되었을까. 기억을 되살려 떠올려 봐도 떠오르지 않는다.

아무튼, 넓은 골목을 따라 저 끝으로 가면 큰 도로가 나오는데 지금 내가 있는 곳에서 보면 각자의 속도로 걷고 있는 다양한 사람들이 아주 작게 보인다.

오늘은 저 끝에서 이 넓고 긴 골목으로 들어오는 사람이 몇 명이나 있을까. 만약 한 명도 없으면 오늘 하루를 어떻게 버텨야 하나. 심장이 빠르게 뛰기 시작한다.

오늘, 열네 번째

중심을 믿는 것이 소통이다.
조심스럽게 행동하자.
두려움은 자연스러운 것이다.

누군가의 흔적 / 앞마당 / 담장 얼룩

"오랜만이네요."

"네, 그래요."

"아직 답장이 안 왔죠?"

"네."

"답장이 와야 당신의 마음이 편해질 텐데… 안타깝군
요."

"지금도 충분히 편해요. 마음을 비우고 편하게 살고

있어요.”

“앞으로 죽는 날까지 답장이 오지 않아도 괜찮다는 뜻인가요? 포기했어요?”

“물론 답장이 오면 반갑고 좋겠지만 오지 않는다고 원망하거나 자책할 필요는 없으니까요.”

“포기하지는 않았네요.”

“포기할 필요까지는 없죠.”

“바로 그 마음이 문제라는 거예요. 그 사람이 답장도 하지 않고 좋지 않은 감정만 계속 키우고 있다가 언젠가 어두운 얼굴로 당신 앞에 나타날까 봐 두려운 거겠죠.”

“난 그 사람을 믿어요. 그럴 사람이 아니에요. 잘 알지도 못하면서 그렇게 얘기하지 말아요.”

“그런가요? 음… 당신이 테라스에 나가 공기를 마실 때마다 들리는 소리가 있죠? 저 밑에서 여러 방향으로 움직이는 자동차들의 소리요. 그 소리를 들어보면 파도가 밀려오는 것같이 느껴지죠. 아주 가끔은 그 소리가 아름답지만 대부분의 날들은 두려움으로 다가와요. 내 말이 맞죠?”

"아니요, 틀렸어요. 그런 감정을 느꼈던 건 사실이지만 그건 오래전의 일이에요. 그리고 두려움은 자연스러운 거예요. 두려움이 뭐 그리 대단한 거라고 그렇게 심각한 말투로 분위기를 잡고 그래요?"

"그래요, 알겠어요. 그렇게 생각할 수도 있겠네요. 그러면 편지에 대해 조금 더 얘기해 보죠."

"뭐가 궁금한 거죠?"

"아직도 답장이 안 왔다는 건 용서할 마음이 없다는 건데, 당신이 잘못을 하긴 했지만 너무 오랫동안 시간을 끌며 용서를 하지 않고 있는 그 사람도 문제가 있어요. 앞으로 더 지속된다면 당신도 지쳐가겠죠."

"그건 나중에 생각할 일이죠. 지금은 그 사람에게 용서를 구하는 마음만 잘 품고 있으면 돼요."

"인정하는군요. 언젠가는 그 사람의 태도에 대해 불만을 갖게 될 수도 있다는 것을요."

"아니, 말이 그렇다는 거죠. 꼭 그렇게 될 거라는 뜻은 아니에요. 내 마음가짐이 더 중요하다는 말이죠."

"용서를 구하는 마음만 품고 그대로 둔다면 그 관계가 완전히 끊어지는 것을 보게 될 거예요. 그대로 두지 말고 공격적으로 용서를 얻어 내야 돼요."

"중심을 믿는 것이 나와 그 사람의 소통이에요. 우린
이미 통하고 있어요. 공격적으로 용서를 얻어 내려
는 것은 변명의 시작일 뿐이에요. 변명의 끝에서는
용서를 얻을 수 없어요."

오늘, 열다섯 번째

2008년 8월 3일 기록
손 길 수
누군가의 흔적을 잊지 않겠습니다.

누군가의 흔적 / 앞마당 / 농구공

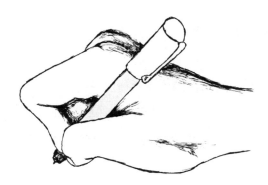

오늘, 열여섯 번째

해결된다는 것은 차분한 마음을 얻는 것.
차분한 마음을 얻는 것은 어두운 것을 잊는 것.

누군가의 흔적 / 현관 / 신발장

"오랜만이네요."

"네, 그래요."

"당신이 버린 것들을 기억하나요?"

"이제 거의 다 잊었어요."

"왜요? 가끔씩 추억하며 떠올려 보는 게 좋지 않나
요?"

"좋지 않아요. 버린 것은 그대로 잊는 게 그 존재에 대
한 존중이라고 생각해요. 잊지 않으면 끝나지 않아

요."

"당신이 오랫동안 썼던 의자를 버렸을 때, 그때 그 모습이 생각나네요. 한참 동안 그 의자 앞에 서있었잖아요. 작별인사를 나눴던 거겠죠. 그 의자를 완전히 잊었다고 말할 수 있나요?"

"잊었다고 말할 수 있죠."

"혹시 아직 조금이라도 남아 있다면 잊으려 하지 말고 그냥 받아들여요."

"잊지 않으면 그것에만 빠져서 정상적인 생활을 할수가 없어요. 잊는 게 맞아요."

"잊게 되더라도, 잊었더라도 언젠가 또 다른 것을 버릴 때가 되면 다시 생각이 돌아올 거예요. 그건 잊는게 아니죠. 잊을 수 없다는 뜻이에요."

"당신은 내가 그걸 버린 게 잘못이라고 생각하죠?"

"그렇게 느끼셨다면 그게 맞는 거겠죠. 잊을 수 없는것을 버렸으니 잘못이라고 말할 수 있겠네요."

"버려야 할 것을 버리지 않고 갖고 있는 건 미련한 짓이죠. 그게 무슨 의미가 있어요? 버릴 때 미안한 마음이 생기는 건 당연하지만 그렇다고 버리지 않고 방치하는 건 더 무책임하죠."

"난 당신을 잘 알아요. 버리고 나서 후회하고 있잖아
요. 그냥 갖고 있다가 가끔씩이라도 만져보며 함께
추억을 떠올려 보는 삶을 살았다면 어땠을까 하는
생각 때문에 괴롭죠?"

"아니요, 괴롭지 않아요. 이미 다 끝난 일이고 멀어진
일이에요."

"추억을 떠올리고 함께 얘기해야 멀어지지 않는 거예
요. 추억이 아름다운 이유는 반성을 불러오기 때문
이죠. 당신이 그 의자 앞에 서서 작별인사를 나눈 이
유는 미안한 감정이 더 깊었기 때문이잖아요. 미안
한 감정은 뒤늦은 추억이 불러오는 거예요. 그 추억
을 미리 떠올렸다면 미안한 감정이 생길 일은 없었
을 거고요."

"모든 것은 이미 정해져 있어요. 나는 중심을 잘 붙잡
고 그 중심만 생각하면 모든 일이 해결될 것이라고
믿어요. 잊을 수 있다는, 잊어야 한다는 개인적인 생
각을 믿는 것이 아니라 중심을 믿는 거죠."

"해결된다는 것은 무엇을 의미하나요?"

"차분한 마음을 얻는 것이죠."

"차분한 마음은 무엇을 의미하나요?"

"어두운 것을 잊고 새롭게 출발하는 것이죠."

"아직도 그렇게 생각하는군요."

"네, 그래요. 숨 쉬는 걸 잊고 살아야 숨이 잘 쉬어져 요. 숨이 잘 쉬어지는지 생각하고 걱정하는 순간부 터 숨이 막히기 시작해요. 이게 내 생각이에요."

오늘, 열일곱 번째

그때는 그때, 지금은 지금.
골목의 냄새를 잊을 수가 없다.
되돌릴 수 있을까.
지금은 지금, 그때는 그때.

누군가의 흔적 / 현관 / 신발

오랜만에 장위동 골목을 찾았다.

물류 창고 옆길을 따라 사거리 쪽으로 올라가다가 편의점을 지나면 나타나는 좁은 골목. 잊을 수 없는 곳이다. 폭이 좁은 계단을 천천히 오르다 보니 밥 짓는 냄새가 느껴졌다. 계단의 끝에 있는 작고 허름한 식당에서 흘러나오는 평온한 냄새. 정말 절절히 그리웠다.

"어르신!"

"누구야?"

"어르신….”

"어? 뭐야! 어이고~ 누구야, 이게!”

"어르신, 너무 오랜만에 인사드리네요. 죄송합니다.”

"몇 년 동안 오지를 않아서 아주 멀리 떠난 줄 알았는
데….”

"어디 좀 다녀왔어요.”

"어디 외국에 다녀온 건가?”

"아니요, 그건 아니고 그냥 좀 멀리요.”

"아이고, 그럼 가끔 밥 먹으러 들르지.”

"죄송합니다. 연락도 없이 이렇게 됐네요.”

"요즘엔 젊은 사람들 생사 확인하는 게 더 힘들어. 어
딜 그렇게 돌아댕기는지. 여기 옆에 황 씨네 손자도
도대체가 어딜 다니는지 밖에 나가면 들어오지를 않
는다네.”

"예. 어르신은 어떻게 지내셨어요?”

"나는 안 죽고 살아있지. 사는 것도 똑같어. 아침에 나
와서 밥 짓고 국만 끓여 놓으면 아직 나처럼 살아있

는 동네 친구들도 와서 먹고, 저기 밖에 노동일 하는 사람들도 와서 먹고, 밤에는 가끔 머시기 할망구들도 와서 놀다 가고 하는 게 재밌지. 힘들면 벌써 때려 치웠을 텐데 아직은 재미가 있으니까 하는 거지."

"앞으로 건강 챙기시면서 더 오래 하셔야죠."

"몇 달 지나면 내 나이 구십이여. 언제 어떻게 될지 모르지. 아니, 그나저나 밥 먹어야지? 먹으러 온 거 아닌가?"

"예, 먹을게요."

돼지고기와 김치가 어우러지며 익는 향이 짙어질수록 가슴 한 귀퉁이에 왠지 모를 먹먹함이 밀려왔다. '과거의 오늘'을 새롭게 받아들이는 시간 속에 멈춰 있기가 쉽지만은 않았다.

"몇십 년을 넘게 밥상을 차렸어도 매번 달라, 맛이. 어쩔 수 없는 거야."

"맛있는데요, 뭐. 예전 그 맛 그대로인 것 같아요."

"아니야, 그렇지는 않지. 맛이 달라, 확실히 달라. 그러니까 사람 사는 게 끝이 없는 거야. 세월이 가고 나이를 먹는다고 더 두꺼워지고 노련해지는 게 아닌 거지. 그동안 김치찌개를 얼마나 많이 끓여봤는지가 중요한 게 아니라 내가 얼마나 덜 달라졌느냐가 중요한 거야. 나이를 먹을수록 사람은 달라져. 작년에 끓였던 찌개는 지금의 내가 끓인 게 아니라 그때의 내가 끓인 거지. 이 나이 먹어도 쉽지가 않아, 쉽지가….”

어두운 저녁의 공기 냄새가, 장위동 골목의 사람 냄새가 ‘과거의 오늘’을 새롭게 받아들였다.

오늘, 열여덟 번째

1984년 12월 19일 기록
남 형 만
누군가의 흔적을 잊지 않겠습니다.

누군가의 흔적 / 거실 / 형광등

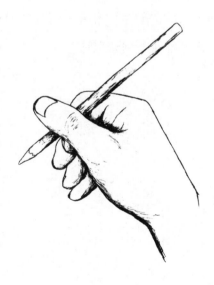

오늘, 열아홉 번째

이야기를 잃어버렸네.
소중함을 잊고 살았구나.
본질을 망가뜨리지 말자.

누군가의 흔적 / 거실 / 환풍기

"오랜만이네요."

"네, 그래요."

"아직도 당신의 글을 잊지 못했군요."

"당연히 잊지는 못하죠. 그게 잘못인가요?"

"당신은 그 글의 본질을 망가뜨리지 않았다고 하지만
이미 망가진 모습이 선명하게 그려지네요."

"그게 무슨 말이죠?"

"당신이 잃어버린 그 이야기를 지금 누군가가 읽고 있다고 생각해 봅시다. 그 사람은 완성되지 않은 멍청한 이야기 때문에 혼란스러울 거예요."

"누가 읽더라도 충분히 본질을 얻어낼 수 있어요. 완성되지 않았으니 또 다른 세계관을 얻게 될 수도 있죠."

"그건 당신 생각이죠. 당신은 그들에게 사과해야 돼요. 당신 때문에 온전한 정신을 잃게 될 수도 있다고요."

"그건 읽는 이에게 맡기면 되는 일이에요. 읽는 이가 스스로 찾는 거죠. 작가가 책임져야 할 일은 아니에요. 난 중심을 믿어요. 세상에 태어난 모든 것들은 때가 묻고 바람에 스치기 마련이죠. 그 글이 중심이라면 난 그것에 묻은 때를 닦고 바람을 막아주는 역할을 한 거예요. 중심은 함께 만들어 나가는 것이라고 생각해요."

"함께 만드는 것? 그래요? 혹시 그 글에 대한 믿음이 부족한 거 아니에요?"

"당신은 나에게 불만이 있는 것 같아요."

"불만이라기보다는 당신의 말 속에 힘이 느껴지지 않
  아서요."
"우리 모두 완벽한 존재가 되기 위해 사는 건 아니잖
  아요. 부족한 부분을 채우며 살다 보면 또 다른 한쪽
  이 비워지기도 하는 거죠. 그 이야기에 대한 믿음이
  부족하다면, 그게 사실이라면 앞으로 더 노력하면
  돼요."
"그런데 어떻게 당신의 이야기를 잃어버릴 수가 있
  죠? 당신에게 중요한 중심이라면서요."
"가끔은 소중한 존재의 소중함을 잊고 살 때가 있죠.
  그건 내 잘못이에요. 인정해요."
"그 이야기를 다시 찾게 된다면 앞으로는 절대 잃어
  버리지 않을 각오가 되어 있나요?"
"그럼요, 당연하죠."

오늘, 스무 번째

2020년 9월 1일 기록
이 건 운
누군가의 흔적을 잊지 않겠습니다.

누군가의 흔적 / 거실 / 커튼

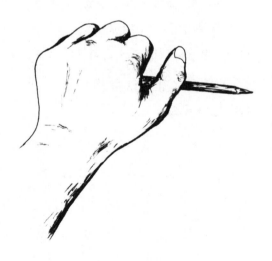

오늘, 스물한 번째

숨겨 왔던 잘못을 다 꺼내서 깊게 읽을 거예요.
내가 증인이에요.
중심을 붙잡으면 잘 해결될 거예요.

누군가의 흔적 / 거실 / 액자

"오랜만이네요."

"네, 그래요."

"아직도 그 사람을 기다리나요?"

"네, 난 항상 그 사람을 기다려요."

"이곳에 오지 않을 수도 있으니 계속 기다리기만 하
지 말고 찾아가 보세요."

"당신은 그 사람과 나에 대해 아무것도 모르잖아요.

지금 내가 해야 할 일과 할 수 있는 일은 기다리는 거
예요."

"정말 안타깝네요. 그러다가 그 사람이 멀리 떠나버
리면 어떡하죠? 뭘 믿고 그렇게 기다리기만 하는 거
죠?"

"나는 중심을 믿어요. 그동안 스스로 숨겨 왔던 잘못
을 모두 다 꺼내서 깊게 읽을 거예요. 그리고 죄를 고
백하며 용서를 구할 거예요. 그렇게 지내다 보면 중
심을 통해 그 마음이 전달될 거라고 믿어요."

"그게 가능한가요? 지금 당신의 마음이 황폐하기 때
문에 말도 안 되는 개념을 만들게 된 건 아니고요?"

"지금 이 순간까지 살아오면서 직접 겪고 느꼈어요.
내가 증인이에요. 이번 일도 중심을 붙잡으면 잘 해
결될 거예요."

"그렇다면 당신은 지금까지 뜻대로 되지 않은 일이
없겠군요. 중심을 잃지 않았다면 모든 일이 다 잘 됐
어야 하는 거 아닌가요? 이번 일도 그렇고요."

"잘못을 숨기며 살고 있기 때문에 문제가 생기는 거
예요. 중심은 나를 배신하지 않아요. 내가 중심을 배

신했기 때문에 고통이 시작되는 거죠."

"그럼 그 사람이 언제쯤 올 거라고 생각하세요?"

"오늘 올 거예요. 오늘 그 사람이 올 거예요. 난 그렇
게 믿고 살아갈 거예요."

"지치지 않을 자신 있나요? 끝없이 기다리기만 해야
할 수도 있잖아요."

"절대 지치지 않아요. 끝은 반드시 올 거예요. 그게 정
답이죠."

"쉽지 않을 것 같은데요? 난 그렇게 생각해요. 하루하
루 지나갈수록 중심에 대한 믿음의 색깔이 변해가겠
죠? 그 사람에게 당신의 마음을 전달해 주지 않고 있
다는 사실이 점점 드러나고 있으니까요."

"아니요, 변하지 않아요. 하루하루 지나갈수록 그 믿
음의 색깔이 더 뚜렷하게 보이거든요. 길을 걸을 때
가끔 멈춰서 뒤를 돌아본 적이 있나요? 가끔 그렇게
해보세요. 꿈을 꾸는 것과 같은 기분이 들어요. 나는
이곳엔 존재하지만 지나온 길엔 존재하지 않죠. 내
가 어떻게 여기까지 왔는지 알 수 없어요. 확실한 것
은 내가 중심을 잡고 있다는 거예요. 그 사람을 기다

리는 것도 마찬가지죠. 중심을 잘 잡고 있으면 그 사
람이 이곳에 올 거예요."

오늘, 스물두 번째

이 또한 분명하다.
끝과 끝을 알아야 멈출 수 있다.
늦지 않게 준비하자.

누군가의 흔적 / 거실 / 테이블

세상을 살아감에 있어 따듯함과 평안함은 그 무엇보다
중요하다. 인간을 차갑게 하는 그 뭔가가 인간의 피부를
두껍게 하고 눈을 날카롭게 하며 입을 무겁게 만든다면,
인간을 따듯하고 뜨겁게 하는 그 뭔가는 인간의 있는 그
대로를 각자의 자리에 머물게 하고 편히 쉬게 한다.

차가운 것은 인간을 발전시키지만 만족을 주지는 못하
고, 따듯한 것은 인간에게 만족을 주지만 크게 발전시키

지는 못한다. 어느 한쪽으로 치우치게 되면 무력감을 느끼거나 공허함을 느끼게 되는 게 당연하다. 가장 이상적인 것은, 끊이지 않는 차가움과 잠깐씩의 따듯함. 그것이 인간의 정신과 육체를 건강하게 만들 것이라고 생각한다.

비교적 착하게 살아왔다고 생각한다.
남들이 어떻게 생각할지는 모르겠다.
무의식중에 툭 튀어나온 말과 행동이
누군가의 가슴에 흠집을 내고
손목에 흠집을 내고
팔뚝에 흠집을 내고
눈가에 흠집을 내고
정강이에 흠집을 내고
목에 흠집을 냈을 수도 있다. 그건 분명하다.
그러나 그것이 흠집을 내는 것이 아니라
누군가의 손톱을 깎아 주고
잇몸을 닦아 주고
굳은살을 긁어 주는 역할을 하게 되었을 수도 있다고 확신한다.

이 또한 분명하다.

끝과 끝을 알아야 멈출 수 있다.

저 아래에 다녀오지 않은 인간은 절대로 저 위에 쉽게 오를 수 없다. 아래에서 이제 중간쯤 올라온 인간은 언젠가 저 끝에 도착하게 되면 깨닫게 될 것이다. 언제든 멈출 수 있다는 것을.

아무것도 보이지 않는 빈집에 들어가 가만히 서서 많은 것을 느껴봐야 한다. 공기 중에 떠다니는 것, 바닥에 붙어 있는 것을 살펴보라는 뜻이 아니라 그 공간에서 느껴지는 냄새를 통해 그 집의 이야기를 상상해 보는 시간이 필요하다는 것이다.

그 집에서 나왔을 때, 다시 뒤돌아 들어가 보고 싶어도 그럴 수 없는 상황이 펼쳐질 수도 있다. 그땐 이미 늦은 것이다.

오늘, 스물세 번째

1974년 10월 11일 기록
민 유 영
누군가의 흔적을 잊지 않겠습니다.

누군가의 흔적 / 거실 / 거울

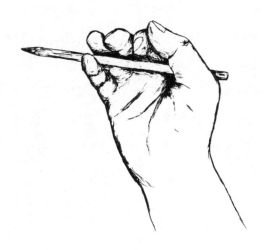

오늘, 스물네 번째

책임질 수 있냐고 물었어요.
대답하세요.
난 중심을 믿어요.
무책임한 도움은 필요 없어요.

누군가의 흔적 / 거실 / 소화기

"오랜만이네요."

"네, 그래요."

"아직도 그 길을 걷고 있나요?"

"네."

"잠시 다른 길을 걸어볼 마음은 없나요?"

"지금 이 길을 선택하기 전에 아주 잠깐 다른 길의 시작점을 밟아 봤었죠. 그런데 첫 걸음을 뗄 수가 없었어요. 영 내키지 않았거든요. 그땐 몰랐는데 지금 생각해보니 마음가짐이 달라서 그랬던 것 같아요. 저는 다른 길을 갈 수 없는 사람이죠."

"난 생각이 달라요. 마음가짐은 정해져 있는 게 아니에요. 충분히 바꿀 수 있죠. 발바닥이 욱신거리고 허리가 뻐근하지 않나요? 그게 바로 마음가짐을 바꿔야 한다는 신호일 수도 있어요."

"당신은 내가 이 길을 걷는 것이 잘못되었다고 생각하는군요. 나는 이미 여러 길을 충분히 들여다봤어요. 충분히 들여다보고 내 길을 선택한 거예요."

"안타까워서 하는 말이에요. 오랫동안 걸어봤으면 어느 정도 감이 오잖아요. 마음가짐을 바꿔보는 것도 좋을 것 같아요. 다른 길을 들여다본 것은 아주 잘한 일이에요."

"난 내가 걷고 있는 길이 아주 마음에 들어요. 굳이 바꿀 필요가 없어요."

"그래도 바꾸세요. 시간이 없어요. 처음으로 돌아가는 길은 아주 빠르고 편해요. 처음으로 돌아가서 다

른 길의 시작점을 밟아 보세요. 지금이 아니면 기회
가 없을지도 몰라요."

"당신이 책임질 수 있어요?"

"지금 눈앞에 펼쳐진 상황들을 보세요. 어두움과 두
려움뿐이군요. 이 길은 이미 끝났어요. 바꿔요, 바
꿔."

"책임질 수 있냐고 물었어요. 대답하세요."

"내가 책임질 수는 없죠. 난 지금 당신에게 도움을 주
고 있는 거예요."

"그런 무책임한 도움은 필요 없어요. 난 중심을 믿어
요. 어두움과 두려움이 보이는 건 내 마음이 힘들기
때문이에요. 중심을 잘 붙잡고 마음을 정리하면 다
시 밝아질 거라고 믿어요."

"당신도 무책임하네요. 당신의 인생을 무책임하게 살
아가는군요. 무슨 일을 하든 포기할 줄도 알아야죠.
계속 물고 늘어지는 게 좋은 것만은 아니에요."

"아직 이 길에서 밟아 봐야 할 것들이 많이 남아 있어
요. 더 밟아보지도 않고 길을 바꾸게 되면 그동안 느
꼈던 길의 모습과 냄새는 모두 사라져요."

"아니에요. 그건 그대로 남아 있을 거예요. 나중에 다시 이 길로 돌아오게 되면 그대로 이어서 걸어가면 돼요."

"그것도 그냥 하는 말이죠? 책임질 수 없잖아요."

"책임질 수는 없지만 좀 전에 말한 그 부분은 걱정하지 않아도 될 거예요."

"당신은 중심을 몰라요. 중심을 믿고 붙잡는 게 뭔지 모른다고요. 난 중심을 굳게 믿어요."

오늘, 스물다섯 번째

잊고 싶지만 잊을 수가 없다.
어쩔 수 없는 선택이었다.
그렇게 시작되었다.

누군가의 흔적 / 거실 / 찢어진 벽지

2017년 봄이 시작될 무렵, 나는 하나원에서 알게 된 목사님의 소개로 종로에 있는 채소가게에서 일을 배우기 시작했다. 그곳에서 오성규를 만났다. 나보다 세 살 아래인 성규는 2008년 여름에 두만강을 건너 헤이룽장성으로 들어갔고, 탈북자 단속이 심하지 않은 그곳에서 2년 동안 식당 청소부로 일하며 돈을 벌다가 2010년 가을에 서울로 들어왔다고 했다. 활발한 성격 덕에 손님들과 대화를 많이 나눠서인지 그의 말씨는 남조선 사람들과 다르지 않았다.

어느 날 그가 나에게 새로운 제안을 했고, 나는 자연스럽게 이끌려 제기동으로 이동했다. 오토바이와 사람 한 명 정도가 서로 조심스러운 마음을 먹을 만큼의 좁은 골목으로 들어가 열 걸음 정도 걸었을 때쯤, 성규가 입을 열었다.

"이 건물 지하입니다."
"돈도 많이 챙겨준다는 회사가 어째 이런 곳에 있슴까?"
"곧 이사 간다고 하더라고요. 그동안은 좀 아껴서 운영한 것 같아요. 대표님이 검소하셔서… 일단 내려가시죠."

건물의 지하층은 지상1층에서 곧바로 지하2층으로 연결된 구조였다. 너무나도 길게 느껴진 계단의 끝에는 두꺼워 보이는 철문이 있었고, 성규가 자연스럽게 그 문을 열자 담배를 태우고 있는 중년의 남자가 보였다.

"성규 왔구나, 들어오라. 밥은 먹었니?"

그의 북한 말씨를 듣는 순간, 나의 심장은 명치를 지나 단전까지 떨어져 버렸다.

"안녕하셨습니까. 저희는 밥 먹었습니다."
"그래, 잘 했구만 기래. 지금 전화 중이니까 잠깐 앉아
    있어라."

그 남자는 책상 의자에 앉아 휴대전화를 들고 통화를 이어갔다. 바닥까지 내려앉아 차가워질 대로 차가워진 나의 심장은 그 남자의 통화 내용을 듣는 순간 얼어붙기 시작했다.

"이쪽도 너무 힘듭네다. 얘네 수당 챙겨주기도 빠듯
    한데 자꾸 몸값을 낮추려고만 하시면 어떡함. 수
    당을 자꾸 낮추면 뒷조사하는 애들도 일을 제대로
    못하지 않겠슴까! 그럼 미끼를 어찌 잡갔습네까! 절
    대 아니 되니까 생각을 더 해 보십시다."

남자는 화가 섞인 목소리로 통화를 마무리하고, 태우던 담배를 바닥으로 던져 버렸다.

"염병할 새끼들!"

"또 몸값 낮추랍니까?"

"개새끼들. 갈수록 입만 살아갖고….."

"아…..'"

"그건 그렇고 인사나 좀 시켜보라."

"아, 예. 제가 말씀드렸던 박혁남 씨입니다."

"오~ 기래, 혁남 동무."

나는 떨림을 감추지 못한 채 얼떨결에 고개를 숙여 인사했다.

"박혁남이라고 합네다."

"그래, 언제 넘어왔소?"

"작년 가을에 왔습네다."

"아주 그냥 파릇파릇하구만 기래. 나도 같은 북쪽 동포야, 동포. 나는 함경북도 회령에서 왔다. 이름은 리

대철이다. 말 편하게 해도 되갔지?"

"예."

"그… 우리는 말이야. 중국으로… 음… 쉽게 말하자
면 사람을 파는 일을 한다. 남한으로 넘어올 때부터
하나원이다 뭐다 여기저기서 남쪽 생활하는 동안에
알게 된 탈북자들이 있을 것 아니니? 그놈들을 브
로커한테 넘기고 몸값을 받는 거다. 그러면 걔들은
다시 중국 공안한테 넘겨서 돈을 챙기는 거고. 알겠
니?"

나는 곧바로 자리에서 일어났다.

"정말 죄송하지만 제가 할 수 있는 일이 아닌 것 같습
네다. 말씀하신 내용은 절대 입 밖으로 빼지 않겠습
다. 이만 가보겠습네다."

몸을 돌려 철문을 향해 발을 뻗는 순간, 성규가 내 앞을
막아섰다.

"형님, 왜 이러세요. 아무것도 아니잖아요."

"좋은 일이라고 소개해 준다더니만 이런 일이었습네
까?"

"형님, 여기서 살기도 굉장히 힘듭니다. 예? 뭐라도
배워서 직업 얻으면 다들 돈 잘 벌고 성공할 것 같아
요? 아니에요. 남한 사람들도 성공하기 힘들다는데
우리가 어떻게 금방 성공을 합니까? 죽을 때까지 성
공 못할 수도 있어요. 그러니까 우리는요, 우리가 할
수 있는 일을 해야 그나마 좋은 음식 먹고 좋은 집에
서 살 수 있는 거라고요."

내 앞을 막고 있는 성규를 피해 철문으로 다가가 문고리
를 잡으려는 순간, 성규와 나의 대화를 가만히 듣고 있던
리대철이 입을 열었다.

"아이고~ 아무리 그래도 같은 동포끼리 이렇게 만났
는데 벌써 가면 섭섭하다야~ 잠깐만 앉아라, 앉아."

나는 몇 초간 망설였지만 그의 말투와 눈빛에 눌려 다시

의자에 앉았다.

　"커피나 마시고 가라. 성규야, 물 올려라."
　"네."

　커피의 첫 맛은 아주 달콤했다.
　그날의 모든 피로가 풀리는 느낌과 더불어 여러 생각이
고요히 머릿속을 채우기 시작했다.
　그렇게 나는, 어둡고 깊은 잠에 빠져들었다.

오늘, 스물여섯 번째

1993년 4월 8일 기록

남 소 연

누군가의 흔적을 잊지 않겠습니다.

누군가의 흔적 / 작은 방 / 옷장

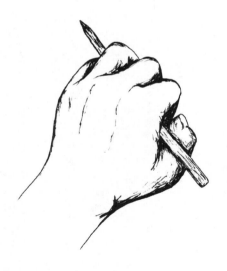

오늘, 스물일곱 번째

사랑하는 이들이 도움을 줬어요.
밝은 빛이 보였어요.
마음의 색깔이 중요해요.

누군가의 흔적 / 작은 방 / 거미줄

"오랜만이네요."

"네, 그래요."

"아직도 창문을 열어볼 마음이 없나요?"

"지금 열려있는 것만으로도 충분해요. 다른 건 그대
로 두고 싶어요."

"답답하잖아요. 당신 요즘에도 계속 밖을 내다보면서
시원한 공기를 마시는 게 일이잖아요. 아직도 속이

답답하고 숨 쉬는 게 힘들죠? 숨 쉴 수 있는 창문이
더 많아지면 좋은 거 아닌가요? 예전과 달라진 게 하
나도 없는 것 같아요."

"창문을 열게 되면 밖에 있는 무언가를 보게 되죠. 그
게 문제가 되는 거예요. 보고 싶지 않은 것을 보게 될
수도 있거든요."

"그게 두려워서 아직도 그렇게 살고 있는 거예요? 정
말 평생 그렇게 살 건가요?"

"언젠가 열어보고 싶은 마음이 생길 수도 있겠죠. 그
냥 이렇게 살다가 죽을 수도 있고요."

"지금은 그런 마음이 없다고요? 난 당신을 잘 알아요.
닫혀있는 창문을 볼 때마다 열어보고 싶은 마음이
생기잖아요. 시간이 지날수록 그 마음이 점점 자라
나고 있죠?"

"저도 사람이니까 여러 생각과 감정이 꿈틀거릴 때가
있죠. 그건 아주 가벼운 거예요. 아무 의미가 없죠."

"여러 생각과 감정이 꿈틀거리며 자라날 수 있게 그
냥 두세요. 새로운 기회를 만들어야죠."

"난 중심을 믿어요. 중심을 통해 그 마음의 색깔이 선

명해지면 더 많은 창문을 열어볼 거예요."

"중심이라는 게 뭘 의미하는지는 모르지만 당신의 생각과 감정이 더 중요하죠. 당신 마음대로 창문을 열어 보세요."

"그건 제가 함부로 결정할 일이 아니에요. 지금은 시간을 보내며 참아야 할 때라는 것을 잘 알아요. 조용히 덮어두고 잊고 살면 돼요. 언젠가 마음의 색깔이 선명해지면 드디어 때가 왔다는 걸 알게 되겠죠."

"나중에 당신의 생각이 잘못됐다는 느낌이 강하게 들 때쯤이면 지금보다 더 쓰라린 어두움과 두려움이 당신을 괴롭힐 거예요."

"당신은 중심을 모르기 때문에 그렇게 생각하는 거겠죠. 그럴 수 있어요. 내가 아는 중심은 어떤 과정 속에 어두움과 두려움을 섞어서 내 삶을 바로 서게 하죠. 어두움과 두려움은 과정 속에만 있을 뿐이에요. 그 끝에 도달하게 되면 중심이 그것들을 모두 잊게 만들어 줄 거예요."

"그렇군요. 그럼 지금 열려있는 저 창문은 언제 열게 되었나요? 어떻게 열었죠?"

"그건 사실 나 혼자만의 힘으로 된 게 아니에요. 사랑하는 사람들과 함께 열었어요. 이곳에 처음 왔을 때 그들과 함께 내 삶을 만들어가기 시작했죠. 저 창문을 시원하게 열 수 있도록 중심이 허락했고 사랑하는 이들이 도움을 줬어요."

"운이 좋았군요. 당신을 돕는 사람들이 있다는 게 다행이네요. 창문을 열어보니 뭐가 보이던가요?"

"그땐 아주 밝은 빛이 보였어요. 맑은 공기와 잔잔한 소리가 느껴졌죠."

"지금도 그게 보이나요?"

"지금은 달라졌어요."

"어떻게 달라졌나요?"

"지금은 사랑하는 사람들의 모습이 보여요. 이곳에서 그들과 함께 만들었던 내 삶이 배경이에요. 그 안에서 그들이 나를 지켜주고 있어요."

오늘, 스물여덟 번째

2020년 2월 20일 기록
강 대 훈
누군가의 흔적을 잊지 않겠습니다.

누군가의 흔적 / 작은 방 / 신문지

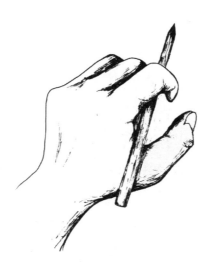

오늘, 스물아홉 번째

중심에서 벗어난 순간부터 고통이 시작됐다.
나 자신을 사랑하지 않았기 때문에….
내 잘못이다.

누군가의 흔적 / 화장실 / 변기

"오랜만이네요."

"네, 그래요."

"그 약은 잊지 않고 잘 먹고 있나요?"

"필요할 때만 꺼내 먹어요. 참을 수 있으면 참아보려
고 노력하죠."

"거르지 말고 다 먹어야 끝까지 이겨낼 수 있죠. 약을
갖고 있으면서 굳이 참는 이유가 뭐죠?"

"매일 약에 의존하고 있는 저의 모습이 한심하게 느껴졌어요. 어느 순간부터 약을 먹으면 모든 게 해결될 것이라고 믿고 있더라고요."

"당신이 지금까지 버틸 수 있었던 건 증상이 심하지 않았기 때문이에요. 그 병이 주는 고통은 갈수록 심해질 거예요. 약을 먹지 않으면 무너질 수도 있어요."

"정말 죽을 것 같은 느낌이 들면 약을 먹겠죠. 그 전까지는 참아 봐야 다음 단계를 만났을 때 극복할 수 있어요."

"무너지는 건 한순간이에요. 참는 정도를 정할 수 있는 사람이 있나요? 약봉지를 뜯기도 전에 의식을 잃겠죠."

"제가 그걸 모르겠어요? 그동안 버티면서 그런 순간을 몇 차례 겪어왔다고요. 앞으로 증상이 더 심해질 거라는 것도 알아요. 그렇기 때문에 더 철저히 준비하려는 거예요. 우리가 입으로 먹는 약은 작은 알갱이에 불과해요."

"주머니에 항상 약을 넣고 다니는 분께서 하실 말씀

은 아닌 것 같군요. 이 약을 먹고 버려낸 순간들을 잊으셨나 봐요."

"잊지 않았어요. 도움을 많이 받았지만 그게 근본적인 해결책은 아니잖아요. 말 그대로 버릴 수 있게 도와준 것뿐이죠."

"그럼 약을 먹지 않고 참는 것은 근본적인 해결책을 불러올 수 있을까요? 말 그대로 그냥 참는 거잖아요."

"그냥 참는 게 아니에요. 당신은 나를 몰라요. 병을 이겨 내려는 사람이 그냥 덮어놓고 참는다는 건 말이 안 되죠."

"그럼 어떻게 참을 건가요?"

"난 내 안에 있는 중심을 믿어요. 중심을 잘 붙잡으면 모든 일이 해결될 거라고 믿는 거죠. 그게 지금까지 내가 살면서 얻은 모든 것이에요. 중심을 잘 붙잡고 고통을 참아내면 조금씩 회복될 거예요. 그냥 참는 것과는 다르죠. 버티는 것과도 달라요."

"이 고통이 시작된 이유는 무엇이라고 생각하세요?"

"중심에서 벗어난 순간부터 고통이 시작됐어요. 내

잘못이에요. 나 자신을 사랑하지 않았기 때문에 지금 벌을 받고 있는 거죠. 중심을 잃고 휘청거렸던 날들을 기억하고 싶지 않지만 그것들이 눈앞에 나타나서 내 목을 조르고 입과 코를 막아요. 숨이 막혀서 심장이 뛰고 식은땀이 흐르죠. 그게 이 병의 증상이에요."

"그래서 다시 중심을 붙잡으려고 하는 거군요. 중심을 믿을 수밖에 없겠네요."

"네."

"다시 제자리로 돌아갈 수 있다고 생각하세요?"

"그럼요. 고통을 이겨 내고 정상적인 삶으로 돌아갈 거예요."

오늘, 서른 번째

찾아야 한다.
그들의 말을 잘 들어 보자.
귀한 것은 귀한 곳에 있겠지.
어려운 문제를 지혜롭게 풀어 보자.

누군가의 흔적 / 화장실 / 세면대

귀한 것을 찾아야 한다. 분명 귀한 곳에 있겠지.
답을 알고 있는 이들의 말을 잘 들어 보자.

A: 저는 오늘 아침에 일어나자마자 라디오를 켜고 조용
　한 음악이 나오는 방송을 들으며 잠시 심신을 안정시
　키는 시간을 가졌어요. 잠에서 깨었을 때 몸과 마음

이 어떤 상태인지 차분하게 느껴 봐야 그 다음 단계를 제대로 준비할 수가 있으니까요. 오늘도 그렇게 시간을 보내며 다음 단계를 준비하다 보니 그게 생각나더군요. 우리가 찾고 있는 귀한 것이요. 아니, 우리가 아니라 당신이 찾고 있는 거죠. 그런데… 미안하지만 그게 없어진 것 같아요. 저는 분명히 낙산공원 계단 밑에 숨겨 두었는데 어제 올라가서 확인해 보니 없더라고요. 분명히 가장 높은 계단 밑에 숨겨 뒀는데…. 누가 들고 갔나 봐요. 누가 들고 갔을까요? 아니면 제가 잘못 본 걸까요?

B: 저는 책상 서랍에 넣어 두었어요. 서랍 안을 잘 들여다보면 작은 유리병이 있거든요. 그 유리병은 안전할 거라고 생각했어요. 뜨거운 물로 소독까지 했기 때문에 그 속에 숨겨 두면 아주 오래 보관할 수 있겠다 싶었죠. 그런데 그게 없어질 줄 누가 알았겠어요? 당신한테 미리 말을 했더라면 이런 일이 일어나지 않았을 텐데… 미안해요. 나는 그저 내가 알아서 숨기기만 하면 되는 줄 알았어요.

C: 저… 미안해요. 나는 분명히 당신이 아끼는 코트 안
주머니에 숨겨 두었는데 그게 없어졌네요. 당신이 그
코트를 꺼내면 알려 주려고 했는데 꺼낼 생각이 없는
것 같아서 마음 놓고 가만히 있었거든요. 그런데 좀
전에 갑자기 느낌이 이상해서 확인해 보니까 없어요,
없어. 이곳에 다른 사람이 들어왔던 적도 없는데 이게
어떻게 된 일이죠? 저는 이제 어떻게 해야 하죠? 정말
미안해요.

답을 알고 있을 거라고 생각했는데, 뭔가 잘못되었다.
중심을 붙잡고, 이 어려운 문제를 지혜롭게 풀어 보자.

오늘, 서른한 번째

1994년 10월 12일 기록
한 혜 진
누군가의 흔적을 잊지 않겠습니다.

누군가의 흔적 / 부엌 / 그릇

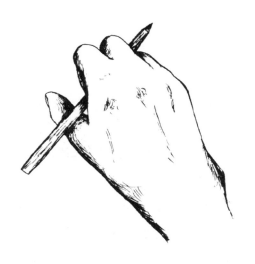

오늘, 서른두 번째

중심을 붙잡고 호흡을 정리하세요.
들리는 대로 받아들이세요.
그것들을 밀어내지 말고 받아들여야 해요.
흔들리면 안 돼요.

누군가의 흔적 / 부엌 / 물병

"오랜만이네요."

"네, 그래요."

"아직도 물방울 소리가 들리나요?"

"네, 들려요."

"그렇군요. 그것들이 아직도 당신을 괴롭히고 있군
요. 당신은 그것들을 열심히 밀어내고 있고요."

"밀어내지 않았어요. 그동안 적응하려고 노력했고 앞

으로도 받아들이기 위해 노력할 거예요."

"거짓말! 당신은 물방울 소리가 들릴 때마다 주먹을
휘두르며 욕설을 내뱉었잖아요. 하던 일을 멈추고
어두운 쾌락을 찾아 밖으로 나갔던 적도 많았죠. 그
것들을 밀어내기 위해 그랬던 것 아닌가요?"

"지금은 예전과 달라요. 소리가 들릴 때마다 신경이
곤두서고 몸이 뜨거워지는 건 사실이지만 주먹을 휘
두르거나 욕설을 내뱉지는 않아요. 어두운 쾌락을
찾지도 않고요."

"그럼 요즘엔 아무것도 하지 않고 가만히 잘 버티고
있나요? 그게 아닌 것 같은데…."

"자리에서 일어나 고개를 흔들며 그것들과 내가 서로
잘 섞일 수 있도록 노력하죠. 바깥공기를 마시며 마
음을 차분하게 먹으려고 노력하고요."

"그렇게 하면 그것들을 받아들일 수 있을까요? 어떻
게 생각하세요?"

"이제 시작일 뿐이에요. 앞으로 더 노력할 거예요. 그
것들을 밀어내지 말고 받아들여야 정상적인 생활이
가능해져요."

"그렇군요. 그런데 그것들이 당신에게 어떤 말을 하던가요?"

"내 삶 속에 있는 실수와 실패에 관한 얘기를 하더군요. 그로 인해 생긴 걱정과 근심에 관한 얘기도 했어요. 그런 얘기를 끝없이 해요. 내가 그것들을 밀어내려 할 때마다 물방울 소리는 더 차갑고 날카롭게 느껴졌죠."

"그래서 밀어내지 말고 받아들여야 한다는 거군요."

"맞아요. 내가 흔들리지 않아야 돼요. 내 마음이 흔들리지 않으려면 중심을 잘 붙잡아야 돼요. 물방울 소리가 들리기 시작하면 중심을 붙잡고 호흡을 정리할 거예요. 그리고 들리는 대로 소리를 받아들였다가 아주 부드럽게 내 주위에 내려놓을 거예요. 그렇게 하면 그 소리가 아무것도 아닌 것처럼 느껴질 거라고 믿어요. 그것들과 내가 자연스럽게 섞이도록 하는 게 중요해요."

"중심을 붙잡아야 한다고 하셨는데, 그 중심이 흔들리면 어쩌죠?"

"중심은 흔들리지 않아요. 나는 항상 흔들리지만 중

심은 절대로 흔들리지 않아요."

오늘, 서른세 번째

2015년 7월 20일 기록
성 주 현
누군가의 흔적을 잊지 않겠습니다.

누군가의 흔적 / 뒷마당 / 우산

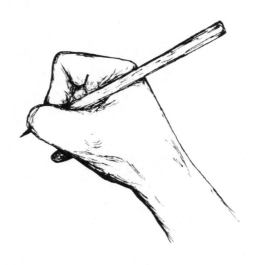

오늘, 서른네 번째

> 잘 지켰어야 하는데….
> 할 말이 없다.
> 관계가 끊어진 건 나 때문이다.
> 지금은 편지를 쓸 수가 없다.
> 더 깊게 생각해 봐야겠다.
>
> 누군가의 흔적 / 뒷마당 / 버려진 편지

잘 지내고 있나요?

나는 잘 모르겠어요.

해가 뜨고 지는 것을 모르고 살다 보니 나 혼자 다른 세상에 떨어져 있네요. 혼자 다른 세상에서 살다 보니 누군가를 생각하는 방법을 잊고, 잃었어요.

당신은 어떤가요? 누군가를 떠올릴 수 있나요? 그 방법을 알고 있나요? 혹시 알고 있다면 나에게 적당히 나눠주세요. 나도 이제 해가 뜨고 지는 것을 제대로 알고 살아야겠어요.

당신을 귀찮게 하지는 않을게요. 나도 나름대로 최선을 다해 노력할 거예요. 노력의 시작이 너무 늦었지만 그 시점에 의미를 둘 필요는 없다고 생각해요. 어차피 맨 처음부터 모든 게 늦었으니까.

어떤 노력을 해야 할지 생각을 하다 보니 '휴지 조각'이 떠오르더군요. 구겨진 휴지 조각이요.

얼마 전에 혹시 있을지도 모를 반가운 소식을 기대하며 편지함을 열어 봤는데 의미 있는 것은 하나도 없고 구겨진 휴지 조각만 덩그러니 놓여 있더라고요.

그래서 한숨을 쉬며 기대를 버리고 뒤돌아 집으로 들어가려는데,

갑자기 그 휴지 조각을 펼쳐 보고 싶은 마음이 생기는 거예요.

생각을 해보면 그렇잖아요. 의미가 있고 없고는 내가 판단할 수 있는 게 아니잖아요. 당장 휴지 조각을 펼쳐 봐야겠다고 생각했죠.

펼쳐 봤어요, 그래서.

그 안에 뭐가 있었는지 궁금하죠? 아래에 적어 줄게요.

잘 지켰어야 하는데….

할 말이 없다.

관계가 끊어진 건 나 때문이다.

지금은 편지를 쓸 수가 없다.

더 깊게 생각해 봐야겠다.

누가 남겨 두었을까? 내가 아는 사람일까? 모르는 사람? 다른 집 편지함에 넣어야 하는데 잘못 넣은 걸까? 아니면 일부러 아무 데나 넣은 걸까?

정말 궁금했어요. 그런데 더 깊게 생각해 보니 내가 알 수 있는 것은 아무것도 없지만 할 수 있는 것은 한 가지가 있더라고요.

구겨진 휴지 조각에 담겨 있는 '누군가의 하루'를 상상해 보는 거예요. 어떤 몸과 마음으로 아침을 기다렸을까. 어떤 생각과 감정으로 펜을 들었을까. 어떤 눈물을 흘렸을까. 어떤 떨림으로 편지함을 열었을까. 집으로 돌아가는 길은 얼마나 추웠을까.

나는 이런 노력을 할 거예요. 일단 시작할 거예요.

당신은 어떻게 생각하세요? 지금 내가 느끼고 있는 게 누군가를 생각하고 떠올리는 방법으로 이어질 수 있을까요?

당신의 목소리를 듣고 싶네요.

당신의 목소리로 답장해주세요.

오늘, 서른다섯 번째

앞마당에 있는 커다란 평상에 걸터앉아 오늘의 기록을 남기는 이 시간은 아주 보배롭고 소중하다. 누군가의 흔적을 들여다보고 그 속에 숨어 있는 존재를 꺼내 보는 것이 이렇게 귀한 작업으로 이어지다니. 믿을 수 없을 정도로 귀하고 귀하다.

누군가의 흔적은 곧 나의 흔적이다. 내가 버린 것들이 어느 방향으로 어떻게 흩어졌는지 알아보려는 마음이 필요하다. 지나온 길이 어떻게 생겼는지, 걸음의 속도는 어느 정도였는지, 손에 무엇을 들고 있었는지 기억해 내야 한다. 잊고 잃은 것들을 되찾아야 하니까.

나는 이 공간에 더 오래 머물기로 했다. 아직 남아 있는 흔적들을 찾는 것은 물론이고, 새로운 과제를 해내야 하기 때문이다.

새로운 과제를 소개하며
나의 기록을 마치겠다.

"누구세요?"

"안녕하세요? 잠깐 들어가도 될까요?"

"네, 들어오세요. 그런데 누구…."

"아, 이 집 주인이에요."

"아이고, 안녕하세요? 아, 죄송합니다.
미리 인사를 드렸어야 하는데…."

"괜찮습니다, 괜찮아요. 불편한 점은 없어요?"

"네, 없습니다. 이렇게 귀한 공간을
빌려주셔서 고맙습니다.
아무것도 안 받으시고⋯."

"다들 잘 지내다가 얻고 싶은 거 얻어서
돌아가면, 그것으로 충분하죠."

"저도 정말 많이 얻었습니다.
귀한 곳에서 귀한 것을 얻고 갑니다."

"오늘 떠나시나요?"

"네, 이제 돌아갈 때가 된 것 같아서요."

"그렇군요. 이 공간에서 무엇을 얻으셨나요?"

"누군가의 흔적을 얻었고,
그 속에서 저의 흔적을 얻었습니다."

"다행이네요. 이곳에 오는 사람들은
모두 각자의 흔적을 찾더군요.
저도 그 흔적들을 알고 있고요."

"아, 역시 알고 계시는 군요.
그래서 이 공간을 항상 열어 두시는 건가요?"

"네, 맞아요. 누군가에겐 꼭 필요한 공간이니까요."

"그렇군요. 정말 고맙습니다, 감사합니다."

"그런데 혹시 얻은 것 말고 남긴 것은 없나요?"

"아… 저는 글을 쓰는 사람이라
여기 노트에 기록을 했는데….."

"그런 거 말고요. 이 공간에 당신의 흔적을
남겨야죠. 누군가의 흔적을 보고
뭔가를 얻었으니 당신도 누군가를
위해 흔적을 남기세요."

"아, 네… 그런데 제 마음대로
아무 데나 남겨도 되나요?
남기고 싶은 마음은 있지만 함부로 남기기가….”

"마음 가는 대로 움직이세요. 그리고 남기세요.”

"네, 알겠습니다. 그럼 그렇게 하겠습니다."

"이곳에 더 오래 머물러도 좋으니
충분히 남기고 가세요."

"네, 고맙습니다."

"그래요, 고맙습니다."

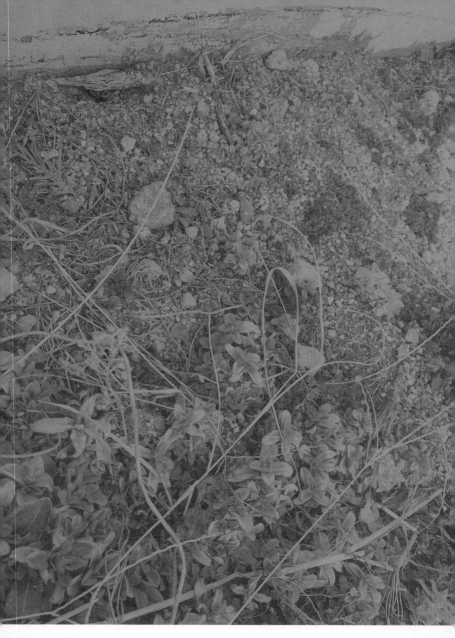

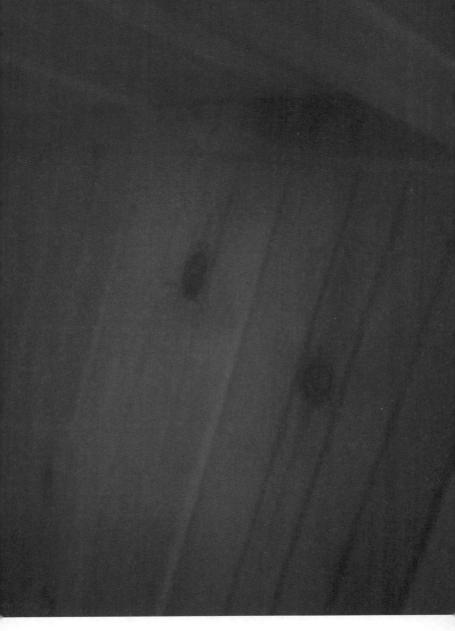

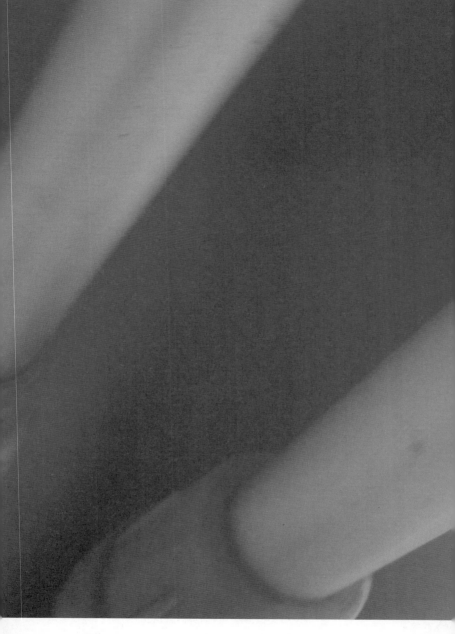

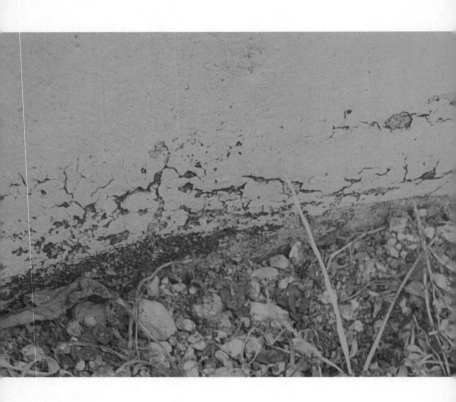

128

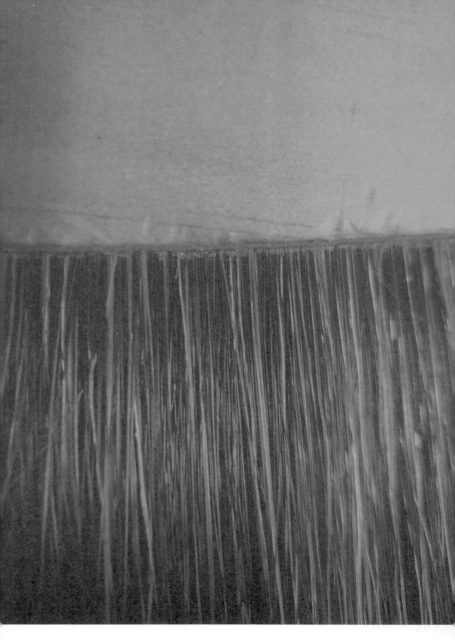

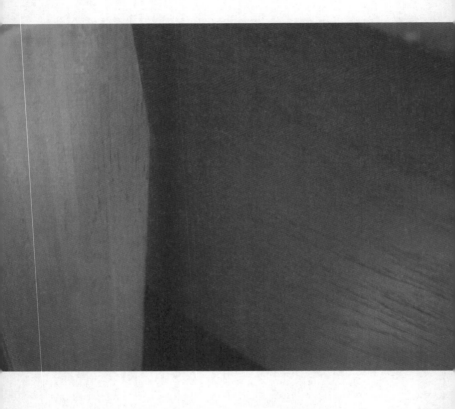

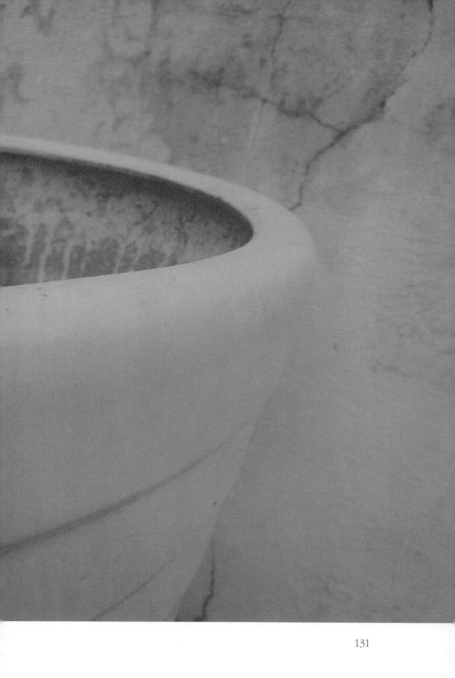

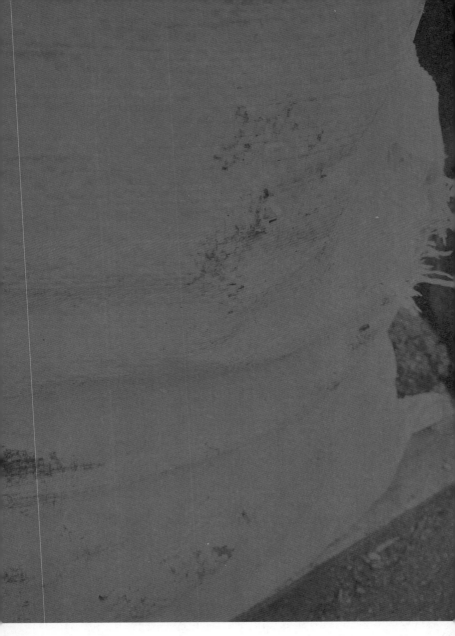

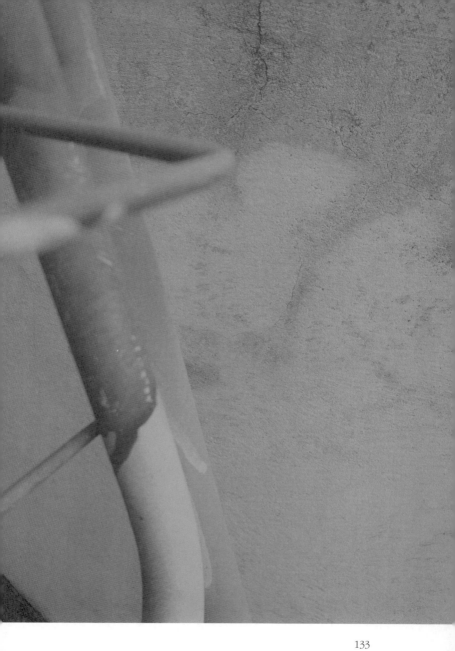

134

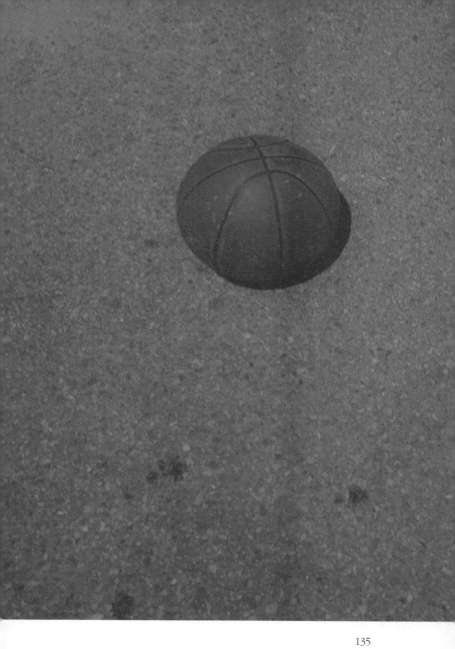

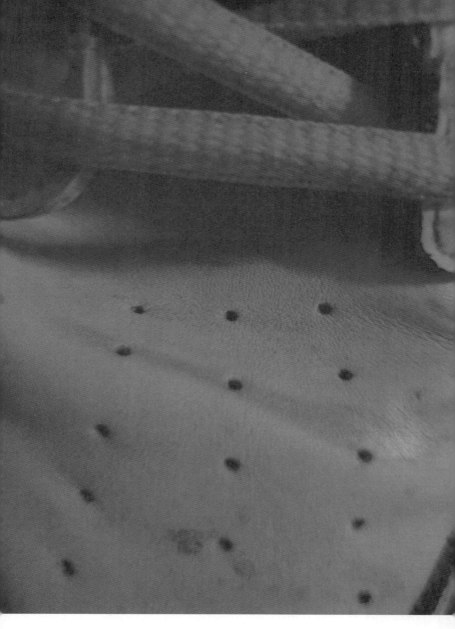

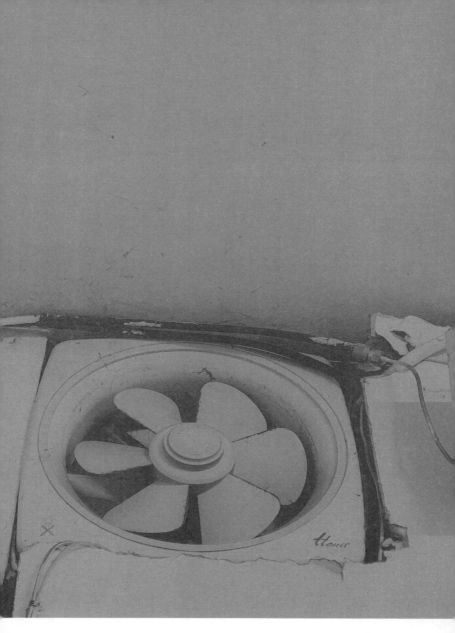

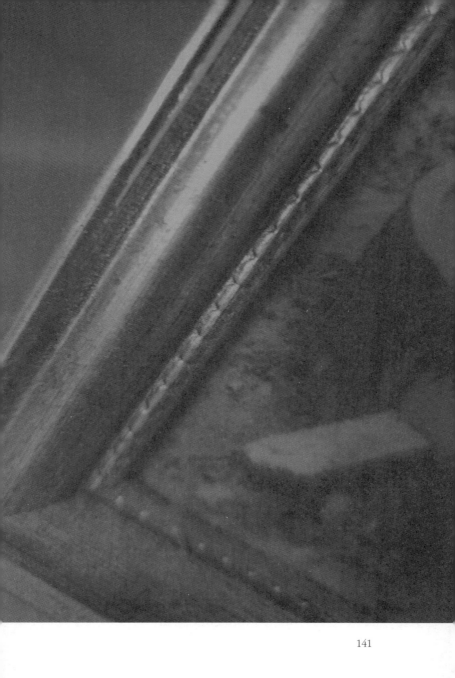

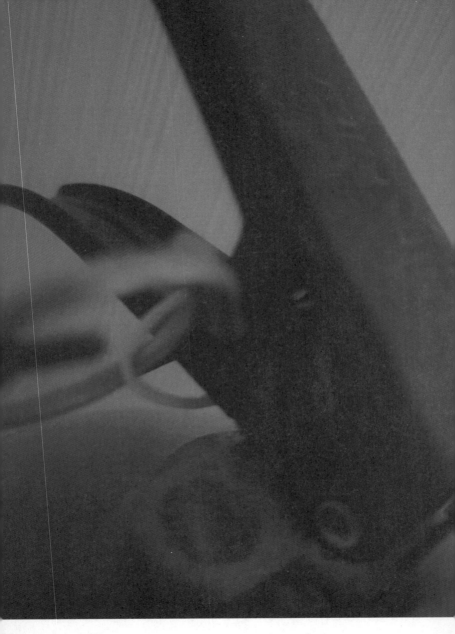

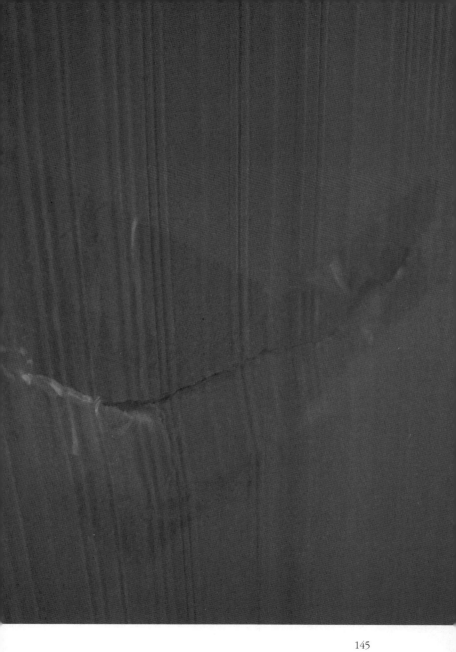

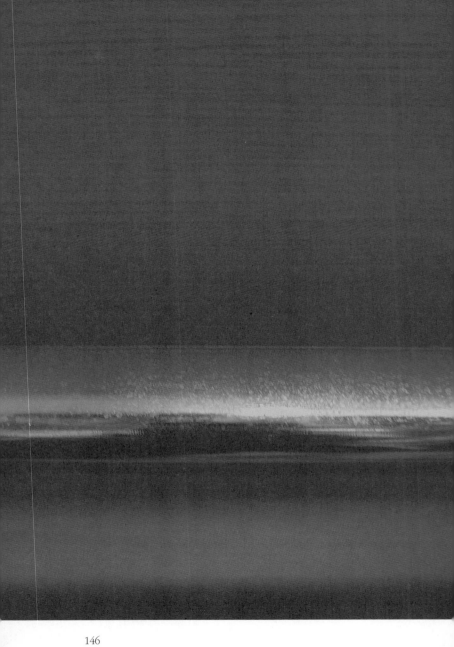

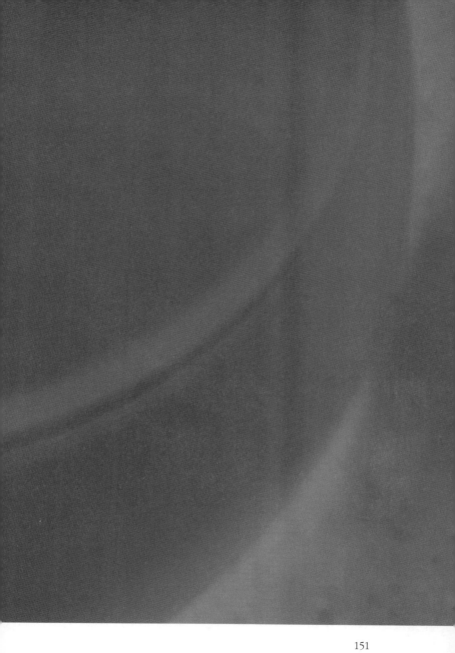

2022년 2월 17일 기록

박 의 림

누군가의 흔적을 잊지 않겠습니다.

내가 옛날을 기억하고 주의 모든 행하신 것을 읊조리며

주의 손이 행하는 일을 생각하고

주를 향하여 손을 펴고 내 영혼이 마른 땅 같이

주를 사모하나이다 (셀라)

시편 143편 5-6절

개
인
의
기
록

2022년 4 월 4 일 인쇄
2022년 4 월 8 일 발행

지 은 이 | 박의림
발 행 처 | (주)대한출판
등록번호 | 2007년 6 월 15 일 제 3호
주   소 | 충북 청주시 청원구 북이면 내수로 796-68
T E L | (043)213-6761

ISBN 979-11-5819-077-4 03810

*저자와 합의하여 인지를 생략합니다.
*책값은 표지뒤에 표시되어 있습니다.
*이 책의 내용의 전부 또는 일부를 재사용하려면
 반드시 저작권자와 (주)대한출판의 동의를 받아야 합니다.